U0641689

…医学院教材

本草药证原理

孟仲三 著

赵凯维 整理

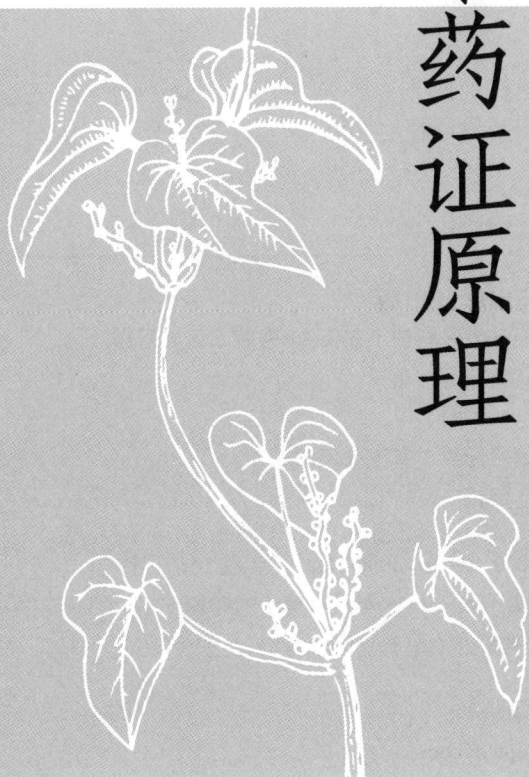

全国百佳图书出版单位

中国中医药出版社

·北京·

图书在版编目（CIP）数据

本草药证原理 / 孟仲三著；赵凯维整理 . —— 北京：
中国中医药出版社，2025. 9. ——（中医师承学堂）（北
平国医学院教材）.
ISBN 978-7-5132-9588-8

Ⅰ . R28
中国国家版本馆 CIP 数据核字第 2025AF0988 号

中国中医药出版社出版

北京经济技术开发区科创十三街 31 号院二区 8 号楼
邮政编码　100176
传真　010-64405721
万卷书坊印刷（天津）有限公司印刷
各地新华书店经销

开本 710×1000　1/16　印张 11.25　字数 161 千字
2025 年 9 月第 1 版　2025 年 9 月第 1 次印刷
书号　ISBN 978 – 7 – 5132 – 9588 – 8

定价　48.00 元
网址　www.cptcm.com

服 务 热 线　010-64405510
购 书 热 线　010-89535836
维 权 打 假　010-64405753

微信服务号　zgzyycbs
微商城网址　https://kdt.im/LIdUGr
官 方 微 博　http://e.weibo.com/cptcm
天猫旗舰店网址　https://zgzyycbs.tmall.com

如有印装质量问题请与本社出版部联系（010-64405510）
版权专有　侵权必究

中医师承学堂
一所没有围墙的大学

《北平国医学院教材》书系

编委会

主　编　王　超　赵凯维　吴　琼

副主编　王　猛　姜秀新

编　委　张婧如　秦　瑞　王国为

主　审　孔令谦　徐世杰

整理说明

北平国医学院于 1929 年由"京城四大名医"之孔伯华与萧龙友合力创办，萧龙友为董事长，孔伯华为院长，聘请当时知名中医分别担任各门课程的讲师，如瞿文楼任教儿科、左季云任教病理、孟仲三任教药物、陈慎吾任教伤寒、张菊人任教温病、孔仲华任教医古文等。学院使用的授课教材多由各位教师亲笔撰写、校方铅印发给学员。北平国医学院（后改名为北京国医学院，因多数时间名为北平国医学院，故学界惯称"北平国医学院"）从 1929 年创立到 1943 年停办，共持续十五年，先后毕业学生七百余人，多成为全国各地中医界的骨干人才。

《本草药证原理》是北平国医学院"药物学授课教材"，原名《药物学讲义》，由北平国医学院教员孟仲三先生编著，成书于 1932 年，1940 年首次刊行。

本书的突出特色是：对"本草药证"进行辨证知机、原理探求。

本书在"总论"中提出三大原理和一大关系：一、药能治病之原理；二、辨药先须辨性之原理；三、药之入气分与入血分之原理；四、药之气味色及其部位之关系。——使得本书较之常规的本草药书，在病机深究、原理探求方面，彰显出鲜明的学术特色。

本书共四卷，卷一为总论，卷二至卷四为分论，对中药（本草）的药性、功效、各家论述、宜忌、炮制等进行阐释，通过梳理、分类以进一步突出中药（本草）药性、功效与人体证候（疾病表现）之间的关系和作用，同时彰显中药（本草）中的病机内核、辨证原理，并结合各家之论、经典名方解析"证—药"关系，更好呈现本草应用的要点和特色。

本书底本《药物学讲义》原书目前仅存少量铅印本，因年代久远，存在字迹模糊、信息遗漏等问题。本次整理旨在系统校勘文本，还原学术原貌，一方面致敬经典，另一方面抢救"标本"，为中医药继承创新提供可靠文献支撑。

本书由中国中医科学院医学博士、中西医结合博士后、副研究员赵凯维进行整理。本次整理以首都图书馆馆藏《药物学讲义》为底本，参照相关本草典籍，本着"求实存真，谨慎改动"原则，重点校勘文字、统一格式。简繁体字的转换（如者统一为芪等），统一竖版繁体格式为横版简体，规范药名、方剂名称等术语，统一全书标点体例。

本书整理完成之际，离不开国家级非物质文化遗产"孔伯华中医世家医术"代表性传承人孔令谦先生的大力支持，感谢北平国医学院校史陈列室、孔伯华名家研究室、北京伯华传承发展中心对本书整理提供的版本支持、学术指导以及无私帮助。

整理者

2025 年 6 月

目　录

·8·

总　论

一、药能治病之原理

昆虫土石，草根树皮，而能治人之病者，因天地阴阳二气，流行而成五运（金木水火土），对待而为六气（风寒湿燥火热）。

人秉天地之五运六气，以生五脏六腑，而药物虽本天地之气以生，不过得气之一偏，不知人得天地之全耳。

设人身之气，偏胜偏衰，则生疾病，故借药物一气之偏，以调人身之盛衰，而使归于和平，则无病矣。盖借物之阴阳，以变化人身之阴阳也。

二、辨药先须辨性之原理

物各有性，欲知所以成此性者，当原其所由生。凡秉阳之气而生者，其性阳，秉阴之气而生者，其性阴。或秉阴中之阳，或秉阳中之阴，总视其生成以为区别。盖必原一物之始终，与夫形色气味之差分，而后能定其性。

如人参生于阴湿，秉水阴润泽之气，故味苦甘而有汁液，发之为三桠五叶，阳数也，此苗由阴湿中发出，是由阴生阳，故于甘苦阴味之中，饶有一番生阳之气。亦如人身之元气，由肾水之中，以上达于肺，生于阴而出于阳，与人参由阴生阳之理同。所以人参大能化气，气化而上，出于口鼻，即是津液，此人参生津之理也。

又人参多生北方坎地（外阴内阳是阴中之阳），坎卦为水，天阳之气皆发于水中，故水为气之母，气从水而出，亦如人身之肾与膀胱属水，水中含阳，化气上行，出于口鼻则为呼吸，充于皮毛，则为卫气。

人参生于北方，秉水中阳气，故与人之气化相同，所以大能补气。

夫生于北方，有阴中之阳药，则知生于南方，有阳中之阴药。如朱砂之成分为硫汞（故市售之辰砂、灵砂多用水银、硫黄炼成之），生于南方离地（外阳内阴是阳中之阴）即离火中含坎水之象，故能补坎之水以填离宫，所以能补血安神也。

人参秉水中之阳而养气，朱砂秉火中之阴而养血。一生北方，一生南方，就此二物，便知南北水火阴阳血气之理矣。故北方多生属水分，生气分之药，如黄芪之类是也，南方属火，多生血分之药，如肉桂之类是也。

三、药之入气分与入血分之原理

秉于天水而生者入气分，于地火而生者入血分；气厚者入气分，味厚者入血分；入气分者走清窍，入血分者走浊窍。

如大蒜气之厚者也，故入气分走清窍，上为目眚，而下为尿臭；胡椒味之厚者也，故入血分走浊窍，上为口舌糜烂，而下为大便辣痛。观此二物，即知入气分入血之辨矣。

得天水之气而生，入气分者，以人参、黄芪为最显。他如泽泻、苡仁，生于水而利水。二物同而不同，苡仁生于茎上，则化气下行，引肺阳以达于下；泽泻生于根下，则化气上行，引肾阴以达于上。

百合花覆，如天之下垂；旋覆花滴露而生，本天之清气，故皆入气分，以敛肺降气。钟乳石下垂象天，石又金之体也，故主镇降肺气；蛤蚧生石中，得金水之气，故滋肺金，功专利水，其能定喘者，则以水行而气化，无痰饮以阻之，故喘定。

麦冬、天冬秉水阴者，皆能滋肺以清气分。茯苓乃松之精汁，流注于根而生，为化气行水之要药。

凡得天水之阳而生如此类者，皆入气分，其他入血分者，则必得地火之味而生。

盖人身之血，是由胸中取汁，得心火化赤遂为血，既化为血，乃溢于脉，而肝司之，故凡入血分之药，皆得地火之气味，而兼入肝水。

如当归，辛苦，是得地火之味，其气微温，得木之性，而质又油润，得地之湿，故能化汁，助心生血，以行于肝。又如川芎，味更辛苦，得木火之性尤烈，质不柔润，性专走窍，故专主行心肝之血。夫苦者火之味也，苦而兼辛，则性湿而有生血之功。

若但苦而不辛者，则性凉而专主泄血。如红花之类是。盖凡花性皆主轻扬，上行外走，故红花泄肌肤脉络在外在上之血。丹皮色味如红花，而根性下达，与花不同，故主在内及泄中下焦之血。桃花红而仁味苦，皆得地火之性味者也，而仁又有生气，故桃仁能破血亦能生血。茜草色赤味苦，根甚长，故下行之力更重，专能降泄行血也。

又以心火生血，尤类肝木生火，故凡草木本之火味者，亦入血分。如肉桂辛温，为木火之性，故主入心肝血分，以助血之化源。远志性同桂枝，但桂枝四达，远志则系根体又极细，但主内入心经，以散心中滞血而已，此药物对于气血之大概也。

四、药之气味色及其部位之关系

凡药寒热温凉气也，酸苦甘辛咸味也，赤黄青白黑色也。

寒凉者主沉降（芒硝、大黄之类），温热者主浮升（麻黄、桂枝之类）。

味酸者入肝，又能涩能收（萸萸、枣仁之类）。苦者入心，又能泻能坚（黄连、黄芩之类）。甘者入脾，又能补能和（甘草、大枣之类）。辛者入肺，又能散能润（白芥子之类）。咸者入肾，又能下能软坚（肉苁蓉、海藻之类）。

色赤者入心（丹皮之类），色黄者入脾（地黄之类），色青者入肝（青黛之类），色白者入肺（白前之类），色黑者入肾（元参之类）。若有所兼，则兼入别脏，此其大致也。

凡植物之药，根之上部主上升，根之下部（即根梢）主下降。枝达四肢，其性散，故主宣发。皮达皮肤，心行脏腑。叶在四旁，则主四散，故能去周身皮肉内之风寒。花在梢上，故上行头目，能散头目之邪热。子主下垂，故性下降。芽主上升，则性发泄。质轻者上入心肺，质重者下入肝肾；中空者发表，内实者攻里；枯燥者入气分，润泽者入血分。此上下内外各以其类相从也。

分 论

甘草

（《本经》上品） 山草

产地

古生河西上郡，及蜀汉西羌，今则口北绥远，及山西大同一带，皆有之。

形状及采收法

春生青苗，高一二尺，叶如槐叶，七月开紫花似奈，冬结实作角子如豆，根长者三四尺，皮赤色，上有横梁，梁下皆细根也。采得去芦头及赤皮，阴干用，干后弹之，则粉出，故名粉草。

气味

甘平无毒。

主治

五脏六腑，寒热邪气。坚筋骨，长肌肉，倍气力，金疮𤺋，解毒。久服，轻身延年。《本经》𤺋音肿，足肿为𤺋，此文与肿同。

学说

王好古曰：气薄味厚，升而浮，阳也，入足太阴、厥阴经。

李时珍曰：入手足十二经。

按：《本经》言主五脏六腑，则是入十二经也。甘草味甘色黄，属土，脾为土，是先入足太阴脾，而脾溉四脏，脏合于腑，则通入五脏六腑矣。

生用泻火，故曰主寒热邪气。炙用则补中，故有坚筋骨、长肌肉、倍气力之说。唯其补中，故中满者忌服。

王好古云：甘者令人中满，中满者勿食甘，盖中满则不可补也。

甘草解毒，并解诸药石毒，故金疮与肿皆主之，疮疡剂中所必须也。经所谓轻身延年者，以其气备阴阳而言，但后世甘草经年不久，非古可比。

宜忌

术、苦参、干漆为之使。恶远志，反大戟、芫花、甘遂、海藻，忌猪肉（**李时珍曰**：甘草与藻戟遂芫四物相反，而胡治居士治痰癖，以十枣汤加甘草、大黄，乃是痰在膈上，欲令通泄，以拔去病根也）。

李东垣治项下结核，消肿溃坚汤，加海藻。朱丹溪治劳瘵，莲心饮用芫花。二方俱有甘草，皆本胡居士之意。陶弘景有言，古方有相恶相反，并用乃不为害者，非妙达精微者，不能知此理。

炮制

有酒浸蒸、酥炙、水炙等法。或生用。（**雷敩曰**：凡使须去头尾尖处，其头尾吐人）

每用切长，三寸，擘作六七片，入磁器中，酒浸蒸之，从巳至午，取出暴干。一法每斤用酥七两，涂炙，酥尽为度。又法，先炮令内外赤黄用。

李时珍曰：方书炙甘草，皆用长流水，蘸湿炙之，至热，刮去赤皮，或用浆水炙熟用。

按：今人只以蜜水浸炙干，其用水炙者，力能下行。

用量

汤剂多可一两，少则数分。

处方

甘草合大豆煮汁，名**甘豆汤**。解乌头、巴豆及百药毒。

甘草煮浓汁，解中牛马肉毒。

合荠苨，解一切食物毒。

同白芍，名**甲己汤**。治泄。

同黄芩、白芍，名**黄芩汤**。治痢。

同黄芪、防风治气虚痘症。

蘸长流水，以慢火炙之，劈开中心，水润为度，用无灰酒并服，治阴下悬痈，并消切痈疽肿，使毒不内攻。

为末或熬膏，涂阴头生疮，煎汤洗湿痒及冻疮。

合蜜涂汤火灼疮。

甘草干姜汤，治肺痿吐涎沫而不咳者。其人不渴，为肺中冷，故温之。

甘草合小麦、大麦名**甘草大麦汤**。治妇人脏躁，悲伤欲哭象如神炙所作，数欠伸者。

一味**甘草汤**，治少阴咽痛。

甘草水浸，焙干三次，当归等分，煎服或熬膏，治痔疾。

〔附药〕

甘草梢

生用治胸中积热，去茎中痛。加酒煮延胡索、苦楝子尤妙。（**张元素**）

甘草头

生用能行足厥阴肝、阳明胃二经，汗浊之血，消肿道毒，宜入吐。

按：甘草能吐药毒。不独甘草头也，**孙思邈《千金方》**论云：甘草解百药毒，如汤沃雪。方称大豆汁解百药毒，予每试之不效，加入甘草为甘豆汤，其效乃奇也。

又**葛洪《肘后备急方》**云：席辩刺史，当言岭南俚人解蛊毒药。畏人得其法，乃言三百头牛药，或言三百两银药。久与亲狎，乃得其详。

凡饮食时，先取炙甘草一寸，嚼之，咽汁，若中毒，随即吐出。仍以炙甘草三两，生姜四两，水六升，煮二升，日三服，或用都淋藤、黄藤，二物酒煎。温常服，则毒由大小便出。

又常带甘草数寸，随身备急，若经含甘草，而食物不吐者，非毒物也。

黄芪

（《本经》上品） 山草

产地

古出蜀郡陇西，及山西沁州绵上，今则以北口外、库伦产者为胜。

形状及采收法

叶似槐叶，而微尖小，又似蒺藜叶，而微阔大，青白色，七月开黄紫花，大如槐花，结小尖角，长寸许，根长二三尺，独茎，或作丛生，枝干去地二三寸，八月中，采根用。以紧实如箭杆者为良。

雷敩曰：凡使勿用木芪草，颇相似，只是生时叶短并理横也。

苏颂曰：木芪短而理横，今人多以首蓿根，假作黄芪。

但首蓿根坚而胞，黄芪至柔韧，皮微黄褐色，肉中白色，此为异耳。

或曰：黄芪根皮折之，如绵，谓之绵芪。或曰黄芪本以绵上者为良，故名绵黄芪，非谓折皮柔韧如绵也。

按：绵上，即山西沁州乡名，所谓白水、赤水芪者，俱属陕西同州。

王好古曰：黄芪味甘，柔软如绵，能令人肥，首蓿根味苦，而坚肥，俗呼为土黄芪，能令人瘦。

按：黄芪根皮，本黄褐色，而近世有谓库伦所产，黑皮者力大。此说不知何自而起，而药市奸商，则染黑其皮，以索重价，不可不察。

气味

甘，微温，无毒。

（《本经》《别录》曰：白水芪冷补，出陇西者温补。

陈藏器曰：虚而客热，用白水黄芪，虚而客冷，用陇西黄芪。

大明曰：白水芪凉无毒，排脓，治血，及烦闷热毒，骨蒸劳。赤水芪凉无毒，治血退热毒，余功并同。木芪凉无毒，治烦、排脓之力，微于黄芪，遇缺乏时，即借用之）

按：今之黄芪，性皆温，无凉者。或白水芪，已不见欤。

主治

主痈疽，久败疮，排脓，止痛，大风癞疾，五痔，鼠瘘，补虚，小儿百病。（《本经》）

学说

张元素曰：黄芪甘温纯阳，其用有五，补诸虚不足，一也；益元气，二也；壮脾胃，三也；去肌热，四也；排脓止痛，活血生血，内托阴疽，为疮家圣药，五也。又曰：补五脏诸虚，治脉弦自汗，泻阴火，去虚热，无汗则发之，有汗则止之。

王好古曰：黄芪治气虚盗汗，并自汗，及肤痛，是皮表之药；治咯血，柔脾胃，是中州之药；治伤寒尺脉不至，补肾脏元气，是里药。乃上中下内外三焦之药也。

李杲曰：《灵枢》云，卫气者，所以温分肉，而充皮肤，肥腠理，而司开阖。黄芪既补三焦，实卫气，故脾胃虚，肺气弱者，必用此温分肉，益皮毛，实腠理，不令汗出，以益元气。

朱丹溪曰：黄芪补元气，肥白而多汗者为宜。若面黑形实而瘦者，服之令人胸满。

按：黄芪生用与炙用有别。生用则温分肉，实腠理，补肺气。肺得补则有汗能止，无汗亦能发，面肌之虚热解矣。

皮肤既充，故能排脓起痘，生血生肌。炙用则补中而益元气，壮脾胃，止腹痛，泄痢，以其解毒，故为疮家圣药。

其气薄味厚，可升可降，阴中阳也，入手足太阴气分，兼入手少阳，足少阴命门，主阳维并督脉为病，故亦治逆气里急也。

表不虚而有邪者、肝气滞而实者皆忌炙芪。阴虚者并生芪亦宜慎用，恐升气于表，而里愈虚。

宜忌

茯苓为之使，恶龟甲、白鲜皮，畏防风。相得甚良，槌扁以蜜水涂炙，以熟为度，亦有以盐汤润透，器盛于锅中蒸熟用。

用量

炙用入补剂，自一二钱至五钱。生用可至四两，但须兼破血药。

处方

黄芪同木兰为散，酒服，治酒疸黄病。（心下懊痛，足胫满，小便黄，饮酒发黄赤黑斑，由大醉当风入水所致。用黄芪二两、木兰一两，为末。酒服方寸匕）（《肘后方》）

黄芪与小建中汤，名**黄芪建中汤**。补虚。（《金匮》）

合黄连，等分为末，糊丸，治肠风泻血。（《孙氏秘宝方》）

同橘红、大麻子，治老人虚秘。（黄芪、橘红各半两，为末，每服三钱，用大麻子一合，研烂，以水滤浆，煎至乳起，入白蜜一匙，再煎沸调药。空心服，甚者不过二服，即见效）（《和剂局方》）

同桂枝、白芍、甘草、防风，治表虚自汗。

同川芎、糯米，治胎动不安。（腹痛下黄汁，用黄芪、川芎各一两，糯米一合，水一升，煎半升，分服）（《妇人良方》）

黄芪为君，佐以人参，炙草，白芍，名**黄芪汤**。治小儿慢惊，土衰火旺。（泻火补金，金旺火息，风木自平。用炙黄芪二钱、人参一钱、炙甘草五分、白芍五分，水一盏，煎半盏，温服）（东垣方）

前方去白芍，加生姜，名曰**保元汤**。治虚痘症。（炙芪三钱，人参二钱，炙草一钱，生姜一片，水煎服。痘疮险症，初出干红少润也，顶陷不起也，虽起，惨色不明也，浆行色灰不荣也，浆定光润不消也，浆老

湿润不敛也。结痂而胃弱内虚也，痂落而口渴不食也）

黄芪六两，甘草一两，名**黄芪六一汤**，治先渴发疮。

同地龙、赤芍、归尾、桃仁、红花、川芎，能活血祛风。（黄芪四两，赤芍一钱半，归尾、桃仁、红花、川芎、地龙，各一钱，名补阳还五汤）（《医林改错》）

人参

（《本经》上品）　山草

（原为人蔘。按：蔘字乃浸渐之义，以其生长甚迟也，后世因文繁乃以参字代之）

别名

人衔（《**本经**》）、鬼盖（《**本经**》）、血参（《**别录**》）、神草（《**别录**》）、土精（《**别录**》）、地精（《**广雅**》）、黄参（《**吴普**》）。

李时珍曰：其成有阶级，故曰人衔。其草背阳向阴，故曰鬼盖。其在五参色黄属土补脾胃生阴血，故曰黄参、血参。得地之精炙，故有土精、地精之名。

广五行记云：隋文帝时，上党有人宅后每夜有呼声，求之不得。去宅里许，见人参枝叶异常，抠之五尺，得人参一如人形，呼声遂绝。此则土精之名，充可证也。

礼斗威仪云：下有人参，上有紫气。

春秋运斗枢云：摇光星散而为人参。人君废山渎之利，则摇光不明，人参不生。观此，则神草之名又可证矣。

产地

古生上党紫团山，以后产辽东。（**陶弘景曰**：上党在冀州西南，今来者形长而黄，状如防风，多润实而甘，俗乃重百济者。形细而坚白，气味薄于上党者。次用高丽者，即是辽东。

形大而虚软不及百济，并不及上党者。按：山西潞安在秦时为上党郡，其壶关县地隋时曾置上党县，有紫团山。

据府志云，其地旧产人参，山上常有紫气，团圆如盖状，故名其山曰紫团山云。

百济、新罗、高丽，唐宋时概谓之辽东。至明时，则并入朝鲜矣。

今之东三省与高丽相近，地气不甚悬殊，所产野参，皆足珍也。又山西五台及川陕各处，亦皆产参，但效力不及耳）

形状及采收法

春生苗，多于深山背阴，近椴漆下泾润处。（**陶弘景云**：高丽人作人参赞云，三桠五叶，背阳向阴，欲来求我，椴树相寻。椴音槥）

初生，小者三四寸许，一桠五叶。四五年后，生两桠，各五叶，末有花茎。至十年后，生三桠，年深者生四桠，各五叶，中心生一茎，俗名百尺杵。

三四月开花，细小如粟，蕊如丝，紫白色，秋后结子，如大豆，生青熟红，自落，根如人形者乃神。

（**李时珍曰**：辽参连皮者黄润，色如防风，去皮者坚白。伪者皆以沙参、荠苨、桔梗，采根造作乱之。

沙参体虚无心而味淡，荠苨体虚无心，桔梗体坚有心而味苦。

人参体实有心而味甘，微带苦，自有余味。俗名金井玉阑也，其似人形者谓之孩儿参，尤多伪造）

人参生时背阳向阴，故不喜见风日，见风日则生虫。唯用盛过麻油之罐泡净，隔纸焙干，再加细辛在内，收之，密封，可经年不蛀。（一法用淋过灶灰，晒干罐收，并忌铁器）

气味

甘，微寒，无毒。（《别录》曰：微温。**张元素曰**：性温味甘，微苦。按：古时之参生长山中，背阴之处，性不能温。后人谓之温者，乃后世之参在山年浅故也）

主治

补五脏，安精神，定魂魄，止惊悸，除邪气，明目，开心，益智。久服轻身延年。(《**本经**》)

按：《本经》，所谓补五脏者，以五脏乃藏阴者也。精者阴气之英华，神者阳气之精灵，随神往来谓之魂，并精出入谓之魄。

人之神由精化，而精由气化，肺为五脏之长，百脉之宗，主生气，人参清肺而益气，故能安精神定魂魄也。

惊者气虚，悸者血虚，气血受益，惊悸自止。正气足，则邪气自退。

精气足则目自明，开心益智，轻身延年，乃余效也。

学说

雷敩曰：夏月少使人参，发心痃之病。

王好古曰：人参甘温，补肺之阳，泄肺之阴。肺受寒邪，宜此补之。肺受火邪，则反伤肺。

王纶曰：凡酒色损伤肺肾真阴，阴虚火动，劳嗽吐血咳血等证，勿用。盖人参入手太阴，能补火，故肺受火邪者，忌之。世人不识，往往服参芪为补而死者，多矣。

张元素曰：泻心肺脾胃中火邪。止渴，生津液。

李时珍曰：治一切虚症，发热自汗。

按：张仲景云，病人汗后身热，亡血，脉沉迟者，下痢身凉。脉微血虚者，并加人参。

孙真人治夏月热，伤元气，大汗大泄，欲成痿厥，用生脉散，以人参为君，且生用，可知人参乃补血、生津液，救阴之药。

汗后身热者，亡血者，皆伤阴也。下痢身凉，是无火邪也，脉微血虚，亦阴虚也。其他如小柴胡汤、柴胡桂枝汤，皆于散剂中加用之，以救阴也。

又半夏泻心汤、黄连汤、生姜泻心汤、桂枝人参汤、四逆加人参汤、理中汤、白虎加人参汤、竹叶石膏汤等。凡仲圣所用，皆用以养阴，非用以补阳也。故有肺寒而嗽，勿用之戒。

况古时参系野产，尤慎用如此。近世参多移种，以粪肥培植，其性温而滞、升而浮，凡喘嗽者及吐血者，其气上逆，再加人参以升之，必增重矣。

张元素曰：气味俱薄浮而升，阳中微阴。

宜忌

茯苓、马兰为之使，恶溲疏、卤咸，反藜芦。一云畏五灵脂，恶皂荚、黑豆，动紫石英。

张元素曰：得升麻补正焦元气，泻肺中火；得茯苓补下焦元气，泻肾中火；得麦冬则生脉；得干姜，则补气。

李杲曰：得黄芪甘草，乃甘温除大热，泻阴火，补元气。（得藜芦，则令人吐，故治痰在膈者用之。得五灵脂则大破血，故治经闭用之）

用量

生用散服可二钱。汤剂多可四钱。

处方

人参半夏汤：治食入即吐。（人参一两，半夏一两半，生姜十片，水一斗，扬之二百四十遍，取三升，入白蜜三合，煮一升半，分服。按：汉之一两合二钱七分）（《金匮》）

治中汤：治胸痹胁下逆气。（人参、白术、干姜、甘草各三两。煎服）（**仲景**）

四顺汤：治阴霍乱。（人参、甘草、干姜、炮附子各二两，水六升。煎二升半，分四服）

四君子汤：治脾胃气虚。（人参、白术各二钱，茯苓一钱，炙甘草五分，姜三片，枣一枚。水二钟，煎一钟。食前温服，随症加减）（《**和剂局方**》）

同半夏、橘红，为丸，姜汤下。治脾湿生痰。（人参焙二两，半夏姜汁浸焙五钱，化橘红五钱为末，飞罗白面作糊为丸，绿豆大，食后姜汤下三五十丸）（**经验方**）

同炮姜、生地汁，丸服，治妊娠吐水。（酸心腹痛，不能饮食。人参炮姜等分为末，以生地汁和丸，梧子大，每服五十九，米汤下）（《和剂局方》）

同丁香、藿香、橘红、生姜，煎服。治胃寒呕恶，不能腐熟，水谷食即呕吐。用人参、丁香、藿香各二钱半。橘红五钱，生姜三片。水二盏，煎一盏。温服。（**拔萃方**）

同附子、生姜、鸡子清服。治胃寒气满。（不能传化，易饥不能食。人参末二钱，生附子末五分，生姜二钱，水七合，煎二合，鸡子清一枚，打转空心服之）（《圣济总录》）

同姜汁、白蜜，为膏，治脾胃虚弱，不思饮食。（生姜半斤，取汁，白蜜十两，人参末四两，饮谓煎成膏，每米饮谓服一匙，老人尤宜）（《普济方》）

同麻仁、枳壳，丸服。治产后秘塞。（出血多，津液伤，以致便秘，用麻子仁，枳壳，面炒人参等分，为末。炼蜜丸，梧子大。每服五十九，米饮下）（《济生方》）

同龙齿、茯神、朱砂，熬膏。治离魂。（有人卧则觉身外有身一样无别，但不语，盖卧则魂归于肝，此由肝虚邪袭，魂不归合，病名离魂。用人参、龙齿、赤茯神各一钱，水一盏，煎半盏，调飞净朱砂末一钱，睡时服之，一夜一服。三夜之后，真魂覆矣，邪自化矣）（《夏子益怪证奇疾方》）

同陈皮煎服，治房后困倦。（人参七钱，陈皮一钱。水一盏煎八分，食前温服，日再服）（《千金不传方》）

同赤苓，麦冬等分，煎服。治齿缝出血。（人参、赤茯苓、麦冬各二钱，水一钟，煎七分，食前温服，日再）（《谈野翁试效方》）

同白芍、甘草治血虚腹痛。

同附子、生姜、丁香、粳米，治冷痢厥逆。（六脉沉细者，用人参、大附子各两半。每服半两。生姜十片，丁香十五粒，粳米一撮。水二盏，煎七分，空心服）（**经验方**）

同银柴胡、姜枣。治虚劳发热。（野用人参、银柴胡，各三钱，大枣一枚，生姜三片。水一钟半，煎七分，食远服，日再）（《奇效良方》）

〔附药〕

按：以上功用，指上党及关东野生参而言，但近世难得。今之药店所售者，有数种；国产，与外来者，大约各有三种，分列于下。

关东移山参及种参

亦曰秧参。

气味甘，微苦，肉白，坚实；气温，能补气；其性升浮。凡脉洪大，及虚乱者，皆忌服。唯用以乎常滋补则可。

潞党参

味甘，气微温。皮黄肉微红，而润，野产坚大者佳。凡贫家无力购关东野参者，用此较为妥善。

台参

味微甘，而淡，气平。皮灰白，有皱纹，肉白而松软。产于山西五台一带，俗谓之白党参。枯而不润，殊无效力。

按：古称人参生上党者佳，故世间皆重党参。然上党者，以潞安府曾为上党郡而得名，谓潞参为党参则可。

若五台属代州，旧为雁门郡，与上党毫无关系，而世俗乃有台党之名，其误可笑。

又俗传潞党补血，台党补气，此等谬说，乃无稽之言也。

且古称上党参为金井玉阑，以中心之色黄赤也，今台参乃白而枯，殊不类也。

高丽参

陈嘉谟曰：高丽参近紫色，体虚；新罗参亚黄，味薄。其类鸡腿者力洪。

按：今之高丽参，味甘，色深红，形类鸡腿，肉颇坚实，其效力大约与之上党参等，但性温耳。

东洋参

《**本草拾遗**》云：东洋参出日本，外皮糙，中油熟，蒸之亦清香，与辽参味同，微带羊膻气，入口微辣，而性温平。

按：今之东洋参，皆白色，能生津助气，性平不寒。

西洋参

《**药性考**》云：洋参味类人参，白皮性寒，味苦微甘，不香，能补气。

按：今之西洋，相传出佛兰西，气味俱薄，而性锐利，不和缓，用者慎之。

昭参

产云南昭通府，肉厚而明润，形如人参，中油熟一种。味微苦甘，皮上间有带竹节纹者，或曰即苏家三七。

（《**本草拾遗**》载：刘仲旭少府云，昭通出一种苏家三七，俨如人参，明润红熟。壮少者服之，作胀，唯老人服则不胀。其功大补血，亦不行血，可治劳弱诸虚百损之症。

又《**宦游笔记**》云：三七生广西南丹诸州，番峒中。每茎上生七叶，下生三根，坟名三七，色微黄，形似白及，长而有节者，其味微甘，而苦，颇类人参。人参补气第一，三七补血第一，味同而功相等，故最珍贵）

明党参

按：近来有一种明党参。形似白及，林公补正散用之。盖即此乎。

玄参

（《本经》中品） 山草

别名

重台（《本经》）、玄台（《吴普》）。

（**时珍曰**：玄，黑色也。**弘景曰**：其根微似人参，故得参名。**马志曰**：合香家用之，故俗呼曰馥草）

产地

古时产陕西河南，近则处处山中有之。（《别录》曰：玄参生河间川谷，及冤句。《吴普》曰：生冤句山阳）

形状

春二月生苗，叶似脂麻，对生，又如槐柳，而尖长有锯齿，细茎，青紫色。七月开花，青碧色。八月结子黑色。又有白花者，茎方大，紫赤色，而有细毛。有节若竹者，其根一根五七枚。八月采根，暴干，蒸过用，勿犯铜器，饵之噎人喉，丧人目。

气味

味苦微咸，气微寒无毒。（古说相同）

主治

入足少阴肾经为君药，补阴之剂须用。腹中寒热积聚，女子产乳余疾，补肾气，令人明目。（《本经》）

学说

张元素曰：玄参乃枢机之剂，营领诸气上下清肃而不浊，风药中多用之。

故活人书，治伤寒阳毒，汗下后毒不散，及心下懊侬，烦不得眠，心神颠倒欲绝者，俱用玄参。

以此论之，治胸中氤氲之气，无根之火，当以玄参为圣剂也。

李时珍曰：肾水受伤，真阴失守，孤阳无根，发为火病，法宜壮水以制火，故玄参与地黄同功。其消瘰病，亦是散火。

陈修园曰：玄参所以治腹中诸疾者，以其启肾气上交于肺，水天一气，得上下环转之妙用也。

宜忌

恶黄芪、干姜、大枣、山茱萸，反藜芦，得生地良。肾火不足，或有痼冷寒痰，及脾虚泄泻者，忌用。

用量

汤剂自一钱至八钱。

处方

合升麻、甘草煎服，治发斑咽痛。

合大黄、黄连为末，蜜丸，治三焦积热。

合知母、麦冬、竹叶，治热病燥热烦乱。

合生地、甘菊、栀子、蒺藜、柴胡，能明目。

生玄参捣，治瘰疬。

丹参

（《本经》中品） 山草

别名

赤参（《别录》）、奔马草（《纲目》）。（**李时珍曰**：五参五色，配五脏。故人参入脾，曰黄参；沙参入肺，曰白参；玄参入肾，曰黑参；壮参入肝，曰紫参；丹参入心，曰赤参。

其苦参则右肾命门之药也。古人舍紫参而称苦参，未达此义。

萧炳曰：丹参治风软脚，可逐奔马，故名奔马草，曾用实有效。

按：紫参近来药市所无，或名丹参曰紫丹参，盖混而为一乎。

紫参虽列于《本经》，而叶氏陈氏作本草经解，均缺而未载）

产地

古产陕西。近则处处山中有之。（**苏颂曰**：今陕西河东州郡及随州，皆有之。**李时珍曰**：处处山中有之）

形状

二月生苗，高一尺许，茎方有棱，青色，叶相对，如薄荷而有毛。三月至九月开花成穗，如蛾形，中有细子，其根皮丹，而肉紫。

冬日采根锉用。

气味

味苦，气微寒，无毒。（**李当之曰**：大寒。**甄权曰**：平。按：微寒即平，此说为是）

主治

入手少阴心与手厥阴心包络经，血分之药，气平而降，阴中之阳。

主心腹邪气，肠鸣幽幽如走水，寒热积聚。破癥除瘕，止烦满益气。（《本经》）（按：如走水者，可知非水，乃气血之滞也）

学说

李时珍曰：按：《妇人明理》论云，四物汤治妇人病，不问产前产后，经水多少，皆可通用。

唯一味丹参散，主治相同。盖丹参能破宿血，补新血，安生胎，落死胎，止崩中带下，调经脉，其功大类四物故也。

按：丹参为行血之品。谓之破宿血、落死胎则可，谓之补新血、安生胎则过矣。经云，破癥除瘕，主心腹邪气，寒热积聚，其为攻下之品可知。无瘀而血虚者，及气虚脾虚作泄者，均忌用之。

宜忌

畏盐水，反藜芦，得酒良。

用量

散服可用二钱。煎服自二钱至一两。

处方

一味**丹参散**：治妇人经脉不调，或前或后，或多或少。产前胎不安，产后恶血不下。兼治冷热劳、腰脊痛、骨节烦疼。（切晒为末，每服二钱。温酒调下）

一味丹参为末，每服二钱，热酒调下，治寒疝，小腹阴中相引痛。汗出者，酒煮服，每服一两，治落胎下血。

同牛膝、生地、黄芪、黄柏，煎服，能健步。

同麦冬、沙参、五味、甘草、青蒿、花粉，治烦满。

术

（《本经》上品） 山草

按：《本经》只言术，不分苍白。自陶隐居，始言术有两种。

寇宗奭曰：苍术气味辛烈，白术微辛苦而不烈。

纲目谓：白术甘温，苍术苦温；白术味厚气薄，阳中阴也，苍术住温而燥，阴中阳也；白术止汗、和中，苍术发汗散风，此其异也。

至于除湿、消痰、健胃、安脾，此其同也。《本经》，气味主治只一条，兹先合而后分。详列于下。

别名

山蓟（《本经》）、山精（《抱朴》）。

气味

甘温无毒。（**时珍曰**：白术甘而微苦，赤术甘辛烈。按：二术皮皆

苦，中皆甘也）

主治

风寒湿痹，死肌，痉，疸。止汗，除热，消食。作煎饵，久服，轻身延年，不饥。（痹者，拘挛也；死肌，湿伤肌肉也；痉，湿流关节也；疸，黄病也）

按：以上气味主治，皆《本经》之文。《本经》只言术，后人或以为指白术而言，以其有止汗之文也，然古时实苍白未分，未可断为白术，或者二术并用，有此功效。观主风寒湿痹之文，乃兼苍术而言矣，如治痰饮风湿，兼饮脾胃者，必二术并用，乃能收效。盖苍术入胃，白术入脾也。

白术

（《本经》上品） 山草

别名

扬枹、枹蓟（《尔雅》）、山姜（《别录》）、吃力伽。

时珍曰：《吴普本草》谓术一名天蓟，一名山芥，因其叶似蓟，而味似姜芥也。西域谓之吃力伽，故《外台秘要》有吃力伽散。扬枹者，以扬州多种白术，其状如枹，鼓槌之名，故谓扬州枹乃枹蓟也。

按：浙江乃禹贡扬州之域，非今之江北扬州府也。

产地

古产汉中南郑，后产杭州各处，及大江南北，各山中均有之，以於潜县产为胜，故名野於术。凡收术，须阴干，勿晒，晒则烂。

形状

春生苗，叶叶相对，有毛，方茎，茎端生花，淡紫碧红数色，根作桠生。春秋皆可采，以秋采者为胜。根如指大，状如鼓槌，槌一名抱，故有扬枹与枹蓟之名。皮黄褐色，肉白色有点。

按：《本草纲目拾遗》云：於术即野术之产於潜者，出县治后鹤山者为第一，然难得矣。

其形有鹤颈，鹤头，羽翼足俱全，皮细带黄，切开有朱砂点。其次出北乡，皮色带黑不黄。

按：所谓朱砂点者，其点猩红，如洒血，此於潜县治龙脉土上所生者。其他处则或无点纯白，或有点黄色，不红，其味不香，力逊。

又按：江西萍乡一带，亦产白术。但其皮苍色，肉亦不白，而油润多脂，较杭州种白术为胜，比野术则逊。

《本经逢原》云：云术肥大气壅，白术条细力薄。宵国狗头术，皮赤稍大，然皆栽灌而成，故其气浊，不若於潜野生者，气清无壅滞之患。

气味

甘温无毒。（**甄权曰**：甘辛。**李杲曰**：苦而甘。盖所见之术不同。果系於潜天生术，则甘而清香，绝无辛烈苦味也。故白术赞云：味重金浆，芳逾玉液，云云）

主治

入足太阴脾，手足阳明胃、大肠经，及冲脉为病。和中，益气，补脾之阳。燥湿消痰，止泻痢，除肌热，化癥癖。得枳实消痞满，佐黄芩安胎。消心下水痞，利腰脐血结，去周身湿痹。

学说

张元素曰：白术之用有九。温中一也；去脾胃间湿，二也；除胃中热三也；强脾胃，进饮食，四也；和胃生津液，五也；止肌热六也；四肢困倦，嗜卧，目不能开，不思饮食，七也；止渴八也；安胎九也。

汪机曰：脾恶湿，湿胜则气不得施化，津何由生。膀胱者津液之府，气化则能出焉。用白术以除其湿，则气得周流，而津液生矣。

宜忌

防风、地榆为术之使。忌桃、李、菘菜、雀肉、青鱼。咀后，以人乳汁润之，以制其燥。脾病，以陈壁土炒过用。忌铁器。

熬膏常服，能补益。钣锅上蒸晒，如枣黑，黄土炒，为中宫和气补益之药。

《**本经逢原**》云：入风痹痰湿，利水，破血剂，俱生用。然非於术，不可生用。

用量

散服一钱至二钱。汤剂可至五钱。

处方

同人参，甘草，干姜，名**理中汤**。治中气不足，脾胃虚弱。

同枳实，名**枳术汤**。父枳术丸（枳术汤见《金匮玉函》治心下坚大，如盘，边如旋杯。水饮所作，寒气不足，则手足厥逆；腹满胁鸣相逐，阳气不通，则肢冷；阴气不通，则骨疼。阳前通则恶寒，阴前通则痹不仁，阴阳相得，其气乃行，大气一转，其气乃散。实则失气，虚则遗尿，名曰气分。宜此主之）

枳术丸，见洁古家珍。白术一两，黄壁土炒过，去土。枳实麸炒去麸，一两，为末。荷叶包饭烧熟，捣和丸，梧子大，每服五十丸，白汤下。气滞加橘皮，有火加黄连，有痰加半夏，有寒加干姜、木香，有食加神曲、麦芽。

专白术熬膏，止久泄痢，饮食滋补。（用瓦锅，文武火熬取汁成膏，蜜调服）同人参名**参术膏**。治一切脾胃虚损，能益元气。（白术一斤，人参四两，切片，以流水十五碗，浸一夜。叶柴文武火煎取浓汁熬膏，入炼蜜收之。每以白汤点服）同白芍、茯苓、甘草，治妇人肌热。（白术、白芍、茯苓等分，甘草减半，为散，姜枣煎服）（《外台秘要》）

佐泽泻治心下有水。（泽泻五两，白术三两，水三升，煎一升半，分三服）（**梅师方**）

倍白术合干姜、桂心为末，蜜丸，名**倍术丸**，治酒癖五饮。（桂心干姜等分，白术加倍。为末，蜜丸，梧子大。每温服下，二三十丸）（《和剂局方》）

同牡蛎、石斛、麦麸，治脾虚盗汗。（白术四两，切片，以一两同牡蛎炒，一两同石斛炒，一两同麦麸炒，一两生用，合为末。每服三钱，粟米汤下，日三服）（**丹溪方**）

同陈皮为末，酒糊丸，名**宽中丸**。治脾虚胀满。（用白术二两，陈皮四两，为末，酒糊丸，梧子大。食前木香汤送下三十九）（《**指迷方**》）

同白芍，或肉豆蔻为末，米饭丸。治脾虚泄泻。（白术五钱，夏用白芍，冬用肉豆蔻，为末，米饭丸，梧子大。每米饮下，五十丸，日二服）（《**丹溪心法**》）

〔附药〕

种白术

形状

根大如姜，无鹤颈，皮黄色，肉灰白色，无斑点。

杭州各处皆种之，其於潜种者，形如羊枣，有细芦，美其名曰金线术，较他处者稍润，而坚实。

其台州仙居种者，状如鼓槌，皮黄肉白，或有黄斑点，每用乱野生术。

按：古所谓仙术者，乃天目山之仙丈峰所产，非仙居县也，考西吴里语，孝丰天目山有仙丈峰，产吴术，名鸡腿术，入药最佳云云。

今仙居之白术其质松软，味淡微苦，殊无效力。

按：种术性燥。凡阴亏肾虚者，均忌用之。

冬术

近来药市有一种冬术，其大与种白术等，而肉暗红不白，滋润不枯。

按：百草镜云，白术一茎直上，高不过尺，其叶长尖，傍有针刺纹，花如小蓟。冬采者名冬术，汁归本根，滋润而不枯，燥却易油，不能止泻。

春采夏采者，藏久虽不易油，却枯燥不润，肉亦不饱满。

由是言之，是一种也。然冬术颇宜胃弱人，入滋补剂甚佳，但种白术必用东壁土炒过用，冬术则只可生用，气滞者忌用。

苍术

（《本经》上品） 山草

别名

赤术（《别录》）、山精（《抱朴》）、仙术（《纲目》）、山蓟（《本经》）。

时珍曰：具术言，术者山之精也，服之令人长生，辟谷致神仙，故有山精仙术之号。

按：仲景赤术即此。

产地及形状

苏颂曰：术今处处有之，以茅山、嵩山为佳，今尤重茅术，但是江流域各山所产，皆胜。其产太行山以北者，谓之北山苍术，根颇肥大，而松软辛烈，有臭味。江南产者，根小而坚实，中有斑点，不臭。

春生苗青色，无桠，茎作蒿干状，青赤色，长二三尺许。夏开花，紫碧色，亦似刺蓟花，或有黄白色者，入伏后结子。至秋而苗枯，根似姜，而旁有细根，皮苍黑，心黄白。

气味

甘而微苦辛，性温而燥烈，无毒。

主治

阴中之阳，可升可降。入足太阴脾、阳明胃经，兼手太阴肺、阳明大肠经。

散风，发汗，宽中，燥胃强脾，辟恶气，除心下痰饮急痛，及霍乱吐泻。能升发胃中阳气，解痰湿气食诸郁，及脾湿下流，肠风带浊，逐皮间风水。主宗筋纵弛，为治痿要药。唯躁烦而多汗者，忌用。

学说

张元素曰：苍术与白术主治同，但比白术气重而体沉。若除上湿发汗，功最大。腹中容狭者，须用之。

朱震亨曰：苍术治湿，上中下皆可用，又能总解诸郁。六郁皆因传化失常，不得升降，病在中焦，故药必兼升降。

苍术为足阳明胃经药，气味辛烈，强脾胃，发谷之气，能径入诸经，疏泄阳明之湿，通行敛涩。香附乃阴中快气之药，下气最速，一升一降，故郁散而平。

神仙传云：陈子皇得饵术要方，其妻姜氏，得疲病，服之自愈，颜色气力，如二十时也。

类编载：越民高氏妻病，恍惚谵语，亡夫之鬼凭之，其家烧苍术烟，鬼遽求去。

又夷坚志，载江西一士人，为女妖所染，其鬼将别，曰，君为阴气所侵，必当暴泄，但多服平胃散为良，中有苍术，能去邪也。

又许叔微《本事方》，言苍术能治水饮澼囊。

详见《纲目》发明下。

宜忌

与白术同。

用量

汤剂自二钱至一两五钱。

按：诸书皆言苍术辛烈，唯久煎去浮沫，则甘而不烈。可知《本经》作煎饵之文，大有深意。故吐纳经亦言饵术，盖其燥烈在皮也。

处方

苍术膏：治脾湿食少，足肿无力，酒色过度，劳伤骨熟。（用鲜苍术二十斤，浸去粗皮，切晒，以米泔浸一宿，取出用溪水一石，大砂锅漫火煎半干，去渣。再入石南叶三斤，刷去红衣，楮实子一斤，当归半斤，甘草四两，切，同煎黄色，漉去渣再煎。如稀粥，乃入白蜜三斤，熬成膏。每服三五钱，空心好酒调服）

苍术丸：能清上，实下，兼治内外障。（茅山苍术洗净一斤，分为四份，用酒、醋、糯柑、童便，各浸三日，一日一换。取出洗捣酒焙，以黑脂麻同炒香，共为末，酒煮面糊丸，梧子大，每空心白汤下五十丸）

六制苍龙散：治下元虚损偏坠茎痛。（茅术刮净，六斤，分作六份，一斤仓米泔浸二日炒、一斤酒浸二日炒、一斤青盐半斤炒黄去盐、一斤小茴香四两炒黄去茴、一斤大茴香四两炒黄去茴、一斤用桑葚子汁浸二日炒。取术为末，每服三钱，空心温酒下）

四制交感丹：能补虚损、固精气、乌髭发，久服令人有子。（用茅山苍术刮净一斤分作四份，用酒、醋、米泔、盐汤各浸七日，晒研。川椒红、小茴香各四两，炒研。陈米糊和丸，梧子大，每服四十丸，空心温酒下）

四制交加丸：能升水降火，除百病。（苍术刮净一斤，分作四份。一份米泔浸炒、一份盐水浸炒、一份川椒炒、一份破故纸炒。用黄柏皮刮净一斤，分作四份，一份酒炒、一份童便炒、一份小茴香炒、一份生用。拣去各药，只取术柏为末，炼蜜丸，梧子大。每服六十丸，盐汤下之）

四制坎离丸：能滋阴降火，开胃进食，强筋骨，去肌热。（用苍术刮净一斤，分作四份，一份川椒一两炒、一份破故纸一两炒、一份五味子一两炒、一份川芎一两炒，只取术研末。

川柏皮四斤，分作四份，一份酥炙、一斤人乳汁炙、一斤童便炙、一斤米泔炙，各十二次，研末。匀和炼蜜丸，梧子大，每服三十丸，早用酒，午用茶，晚用白汤下）（《积善堂方》）

灵芝丸：治脾肾气虚，填补精髓，通利耳目。（苍术一斤，米泔浸，春夏五日、秋冬七日，逐日换水。竹刀刮去皮，切晒，石臼为末，枣肉

蒸和丸，梧子大，每服三五十九）

苍术蒸饼丸： 治食生米怪症。（男妇因食生熟物，留滞肠胃，久或生虫，则好食生米，否则终日不乐，至憔悴萎黄，不思饮食，以害其生）用苍术米泔浸一夜，切焙为末，蒸饼丸，梧子大，每服五十九，食前米饮下，杨氏家藏继验方，谓益昌伶人患此，两旬而愈云云。

萎蕤

（《本经》上品） 山草类

别名

女萎（《**本经**》）、葳蕤（《**吴普**》）、委萎（《**尔雅**》）、荧（《**尔雅**》）、玉竹（《**别录**》）、地节（《**别录**》）、萎蕤（《**说文**》）。

陶弘景曰：《本经》有女萎无萎蕤，《别录》有萎蕤无女萎，而功用正同，疑一物异名耳。而苏恭则谓是二物。

苏颂谓： 女萎性温，主霍乱泄痢，中风不能动摇及去肝好色。萎蕤甘平，主虚热温毒腰痛，与女萎辛温者别。

李时珍曰：《本经》女萎，乃《尔雅》委萎二字，即《别录》萎蕤也，上古抄写讹为女萎耳。古方治伤寒风虚用女萎者，即萎蕤也。其治泄痢女萎乃蔓草也。

按： 今世只有萎蕤，药市名曰玉竹。以其叶光莹而象竹，故名。当以时珍说为是。

产地及形态

古时生太山山谷及邱陵，而滁州、舒州、汉中、均州亦有之。今则太行一带及处处山陵均有之。

茎干强直，似竹干，有节。叶狭长，表白里青，类黄精而多须，叶如竹，雨雨相值。春初生苗，三月开青花，结圆实，采根种之，极易繁殖。嫩叶及根，并可煮食。采根以竹刀刮去节皮，洗净，以蜜水浸一夜，蒸过焙干用。勿近铁器。

按：此物多黏汁，蒸过则佳。

气味

甘平无毒。

主治

中风暴热，不能动摇，跌筋结肉，诸不足。久服，去面黑䵟，好颜色润泽，轻身不老。(《**本经**》)

学说

张隐庵曰：葳蕤气味甘平，质多津液。禀太阴湿土之精，以资中焦之汁。主中风暴热，不能动摇者，以津液为邪热所烁也；跌筋者，筋不柔和也；结肉者，肉无泽膏也；诸不足者，申明以上诸症，皆津液不足也。

久服，则精液充满，故去面上之黑䵟，好颜色，而肌肤润泽，且轻身不老也。

《**别录**》云：主心腹结气热、虚、湿毒、腰痛、茎中寒，及目痛眦烂泪出。

叶天士曰：甘平之品，能清能润，故主心腹结气，湿毒腰痛，及茎中寒，目痛眦烂泪出，皆太阳膀胱之病也。膀胱之脉，起于目内眦，其直者下项夹脊，抵腰中，入循膂。

其主之者，膀胱之开合，皆由气化。葳蕤气平益肺，肺气降则小便通，泾行火降，而诸症平矣。盖膀胱，津液之府，肺乃津液之原也。

李杲曰：能升能降，阳中阴也。其用有四，主风淫四末、两目泪烂、男子湿注腰痛、女子面生黑䵟。

李时珍曰：《朱肱南阳活人书》，治风温自汗，身重语言难出，用此为君。予每用治虚劳寒热、疟疾及一切不足之证，用代参芪，不寒不燥，大有殊功。

按：葳蕤为生津液之药，而不寒则胜于天冬地黄，不燥则胜于黄芪党参。但质多汁，有痰者，宜佐以祛痰之品，乃能有功。

宜忌

服食无忌，但畏咸卤。

陶弘景曰：服诸石，人不调和者，煮汁饮之，是能解诸石之毒也。

用量

汤剂自二钱至一两。

处方

神隐书言，服食葳蕤，能导气脉，强筋骨，治中风湿毒，去面皱颜色。久服延年。（采根切碎，一石以水二石煮之，从日至夕，以手揉烂布囊，榨取汁，熬稠，其渣晒为末，同熬。至可丸，丸如鸡头子大。每服一丸，白汤下，日三服）

同赤芍、当归、黄连，煎汤熏洗，治赤眼涩痛。（四味等分）。

同黄芪，治老人大便闭。（葳蕤一两，黄芪五钱）

同漆叶，治阴虚，兼令人有子。（和漆叶为散服。樊阿服之，寿百岁。见魏志樊阿傅，所谓青黏即葳蕤，以其汁本黏，故名）

黄精

（《别录》上品） 山草类

别名

黄芝（《瑞草经》）、戊己芝（《五符经》）、菟竹（《别录》）、鹿竹（《别录》）、仙人余粮（弘景）、救穷草（《别录》）、米铺（铺蒙筌）、野生姜（蒙筌）、重楼（《别录》）、鸡格（《别录》）、龙衔（《广雅》）、垂珠。

（**苏颂曰：**隋时羊公服黄精法，云黄精是芝草之精也。

一名葳蕤，一名白及，一名仙人余粮，一名苟格，一名马箭，一名垂珠，一名菟竹。

李时珍曰：《别录》列黄精于草部之首，仙家以为芝草之类，以其得坤土之精粹，故谓之黄精。

《五符经》云：黄精获天地之淳精，故名戊己芝、馀粮、救荒，以功名也；鹿竹、菟竹，因叶似竹，而鹿兔食之也；垂珠以子形也，陈氏拾遗救荒草即此也。

《嘉谟》曰：根似嫩姜，故俗名野生姜；可以代粮，故名米铺）

产地及形状

苏颂曰：黄精南北皆有，以嵩山、茅山产者为佳。三月生苗，高一二尺，叶如竹叶，而短，两两相对。茎梗柔脆，颇似桃枝，本黄末赤。四月开青白花，状如小豆花，结子白如黍粒，亦有无子者，根如嫩生姜，而黄色。二月采根，蒸过，暴干用。

孟说曰：黄精须叶花相对，是正精；不对者，明偏精。饵黄精，须九蒸九晒，若生则刺人咽喉。若服生者，初时只可一寸半，渐渐增之。十日不食，服止三尺五寸，三百日后，尽见鬼神，久必升天。

按：孟氏之言，谓饵黄精有如此奇效，然世间眼者殊少。药店九转黄精丹，服之每滞气，盖蒸晒不合法也。

气味

甘平无毒。（**甄权曰**：寒。按：平即微寒，且黄精无生用者，或者生用则寒也）

主治

补中益气，除风湿，安五脏，久服轻身延年，不饥。（《别录》）

学说

大明曰：补五劳七伤，助筋骨，耐寒暑，益脾胃，润心肺，久服驻颜断谷。

李时珍曰：补诸虚，止寒热，填精髓，下三尸虫。

自注云：精仙芝。

草经云：黄精宽中益气，使五脏调良，肌肉充盛，骨髓坚强，其力倍增。多年不老，颜色鲜明，发白更黑，齿落更生。

又能先下三尸虫，上尸名彭质、好宝货，百日下，中尸名彭矫、好五味，六十日下，下尸名彭居、好五色，三十日下，皆烂出也。根为精气，花实为飞英。

《**抱朴子**》云：黄精，服其花胜其实，服其实胜其根。但花难得。

（**慎微**云：徐铉稽神录云，临川士家一婢，逃入深山中，久之见野草枝叶可爱，取根食之，久久不饥。

夜息树下，闻草中动，以为虎攫，上树避之，及晓下地，其身歘然凌空而去，若飞鸟焉。数岁，家人采薪见之，捕之不得，临绝壁，下网围之，俄而腾上山顶。

或云此婢安有仙骨，不过服食灵药耳，遂设酒馔于路，果来食讫，遂不能飞，擒之。具述其故，指所食之草，即黄精也）

宜忌

忌梅实。

用量

服食之品，宜先少，渐渐增多，至多每服五钱。

处方

同蔓荆子为能散，补肝明目。（黄精二斤、蔓荆子一斤，同九蒸九晒为末，空心米饮下二钱。日二服）（《**圣惠方**》）。

专一味，纳粟米饭中蒸食，疗大风癞疮。（营气不清，久风入脉，因而成癞，鼻坏色败。用黄精根去皮，洁净，溪水洗二斤，晒干，纳粟米饭中，蒸至米熟食之）

合枸杞子等分，蜜丸，能补虚益气。（黄精、枸杞子等分，捣作饼，晒干炼蜜丸。白汤下，五十丸）（《**奇效良方**》）

知母

（《本经》中品） 山草类

别名

蚔母（**本经**）、连母（《**本经**》）、蝭母、货母（《**本经**》）、地参（《**本经**》）、水参、荨（**音覃**，《**尔雅**》）、莐藩（**音沈烦**）、苦心（《**别录**》）、儿草（《**别录**》）。

李时珍曰：宿根之旁，初生子根，状如蚔虻。故谓之蚔母，乃本名也，讹为知母、蝭母耳。

《**尔雅**》**注云**：荨，蝭母也，生山上，叶为韭。

产地

古产河内及彭城。河北彰德、卫辉、怀庆诸府亦有之。近则北山一带皆有。

形状

春生苗，由宿根旁生。四月开青花，颇似韭花。八月结实。采根用，凡使用，捡肥润里白者，去毛切。勿犯铁器。

气味

苦寒无毒。（《**本经**》）

大明曰：苦甘。

甄权曰：平。

张元素曰：气寒味大辛苦。

按：知母乃常服之药，气微寒，入口先苦后甘，不辣。元素之言过矣，

主治

消渴，热中，除邪气，肢体浮肿，下水，补不足，益气。

（《本经》）。

叶天士曰：水不制火，火烁津液则病消渴，火熏五内，则病热中。知母苦清心火，寒滋肾水，所以主之。

除邪气者，苦寒之气味，能除燥火之邪气也。

热胜则浮，火胜则肿，清火退热，故治肢体浮肿也。

下水者，知母寒，滑和关节，而水自下也。补不足者，补寒水不足也，益气益阴气也。

学说

张元素曰：气味俱厚，沉而降，阴也。又云中阴微阳，肾经本药，入足阳明胃、手太阴经气分。又曰凉心去热，治阳明火热，泻膀胱肾经火，热厥头痛，下痢腰痛。

李东垣曰：知母入足阳明、手太阴。其用有四，泻无根之肾火，疗有汗之骨蒸，止虚劳之热，滋化源之阴。

（凡病小便闭寒而渴者，热在上焦气分，肺中伏热，不能生水，膀胱绝其化源，宜用气薄、味薄、淡渗之药，以泻肺火清肺金，而滋水之化源。其热在下焦血分，而不渴者，与此不同）

《别录》曰：多服令人泄。

王好古曰：泻肺火，滋肾水，治命门相火有余。

按：知母先苦后甘，润而不滞，凉而不寒，乃肺经气分之药。其入大肠者，二经表里故也。金为水母，故亦能滋肾水，泻膀胱。金清则气调，而心安，故又能安心止惊悸，安胎止子烦也。用在上焦，故主痰嗽。

宜忌

得黄柏及酒良，能伏盐及蓬砂。引经上行，用酒浸焙干；下行则用盐润焙。

用量

汤剂，自二钱至八钱。

处方

同麦冬、石膏、贝母、陈皮、鳖甲、青蒿、牛膝，治久疟烦渴。

同桂枝、白芍、甘草、饴糖，治脾虚胃热，多食而烦。

同牛膝、生地、白芍、甘草、桂枝、（去皮）桑枝，治手足牵引，夜卧不安。

同白芍、花粉、甘草、桂枝（去皮），治柔痉惊呼不安卧。

同黄柏、车前子、木通、天冬、甘草，治阳强不痿。

同杏仁、萝卜子，治久嗽气急。（知母隔纸焙、杏仁姜水泡焙，各等分，煎服。次以萝卜子、杏仁，等分为末，米糊丸，姜汤下）

用枣肉和丸治妊娠子烦。（子烦者，胎气不安也。用知母合枣肉，参汤下）

肉苁蓉

（《本经》上品）

别名

肉松蓉（《吴普》）、黑司命（《吴普》）。

李时珍曰： 此物补而不峻，故有从容之号。从容者，和缓之貌。

按： 此药补右肾神命门，故称司命。

产地

古生西羌、陕西、山西。（陶弘景曰：代郡雁门属并州，多马处便有之，言是野马精落地所生。生时似肉，可作羹。今则四川亦有之）

形状并辨误

形扁黄柔润，多花，皮有松子鳞甲。又有草苁蓉者，茎圆色紫，较肉苁蓉根长，而不坚实。唯肉厚力紧者，乃真。采后，先用酒浸一夜，刷去浮甲，劈开中心，去白膜一层，蒸熟酥炙用。今人每用盐渍。

气味

甘，微温，无毒（到录由酸咸，盖采复每用盐浸，以防腐乱。故味咸也，酸其味变也）

主治

五劳七伤，补中，除茎中寒热痛，养五脏，强阴，益精气，多子，妇人癥瘕，久服轻身。

（五劳者，劳伤五脏之真气也。七伤者食伤、忧伤、饮伤、房室伤、饥饱伤、劳伤、经络营卫气伤是也，七者皆伤真阴。

中者，阴之守也，苁蓉补阴，所以主之。茎中寒热痛者，阴虚火动，或寒或热而结痛也，苁蓉骨润滋阴，所以主之。

强阴填精髓，故令人多子。妇人癥瘕皆由积血，苁蓉滑以去者，温以散血，故主之。久服能益肝脾肾，故身轻也）

学说

《大明》曰：男子纯阳不育，女子绝阴不产。润五脏，长肌肉，暖腰膝。男子泄精血遗沥，女子带下阴痛。

王好古曰：命门相火不足者，以此补之，乃肾经血分药也。凡服此治肾，但恐妨心。

朱震亨曰：峻补精血，骤用，反动大便滑也。

按：肉苁蓉为肾经血分之药，补在下焦，故妨心滑大便，乃其流弊。须兼固心气药用之为安。

宜忌

得羊肉鹿茸佳，服食无忌，以泡去咸味良。

用量

自二钱至一两。

处方

同白胶、杜仲、地黄、当归、麦冬，治妇人不孕。

同人参、鹿茸、牡狗茎、白胶、杜仲、补骨脂，治阳痿及一切肾虚腰痛。

同黄芪，治肾气虚。

同北五味为丸，治水泛成痰。

同鹿茸、山药、茯苓，治肾虚白浊。

同沉香、芝麻，丸服，治汗多便闭。

同山萸、北五味，丸，治消中易饥。

专用白酒煎服，一两，治老人便秘。

同山药、把子、山萸、五味、黄芪、归身，治肾燥。

同白芍、甘草、黄芩、红面，治痢。

巴戟天

（《本经》上品）

别名

不凋草（《日华本草》）、三蔓草。

产地

产四川省。

形状

苏恭曰：其苗俗名三蔓草，叶似茗，经冬不凋。根如连珠，宿根青色，嫩根白紫色，以连珠多肉，厚者为胜。

陶氏曰：根状如牡丹，而细，外赤肉黑，用之打去心。

寇氏曰：本有心，干缩时偶自落，或抽去，故中心有孔。蜀中有一种山葎根，颇似巴戟，但色白，土人采得以醋煮之，以杂巴戟。但劈破视之，中紫而鲜洁者伪也，其中虽紫而微白糁有粉色，而里小暗者，乃真也。

气味

辛甘微温无毒。（大明曰苦，盖草近于苦也）

主治

大风邪气，阴痿不起。强筋骨，安五脏，补中，增志，益气。
（《**本经**》）

学说

王好古曰：巴戟天，肾经血分药也。

陈修园曰：其用在温肝，《**本经**》主大风三字，提纲两见，一见于
巴戟，一见于防风。防风主防风之害，巴戟天主得风之生，谓其能化疾
风为和风也。

按：肝与肾为母子，巴戟唯能补肾经之血，血行则风息。故能起阴
痿，强筋骨，安五脏，有补中增志益气之效。但性温补在阳分，阴虚者
勿用。

宜忌

覆盆子为之使，恶雷丸、丹参，得枸杞子酒良。制法宜用枸杞子
浸，再酒浸，漉出，同菊花熬黄，去菊花，以布拭干用。

处方

同覆盆、白术、人参、山药、神曲，名**毓麟丸**。治胸满、食少、不
孕。巴戟天（一两酒浸）、覆盆子（一两酒浸蒸）、白术（五钱）、人参
（三钱）、山药（五钱）、神曲（一钱炮），为末，水丸。

同大黄蜜丸，治酒伤脚气。（巴戟半两糯米同炒，微变色，去米不
用，加大黄一两，炒共为末，炼蜜丸。梧桐子大，温水下）

远志

（《**本经**》上品）

别名

细草（《**本经**》）、棘菀（**全上**）、葽绕（**全上**）、醒心杖（**记事珠**）。

苗名小草。（**李时珍曰**：此草服之，能益智强志，故有远志之名。《世说》载：谢安云，处别为远志，出则为小草，记事珠谓之醒心杖，以能益智也）

产地

古产兖州冤句。后则河南、陕西均有之。

形状

根形如蒿，根色黄，苗似麻黄而青，故谓之小草。三月开花，白色，根长尺许。

苏颂曰：泗州出者花红，根叶俱大于他处。商州出者，根乃黑色。

李时珍曰：远志有小叶大叶二种，大叶者花红，四月采根。

气味

苦温无毒。

主治

咳逆，伤中，补不足，除邪气，利九窍，益智慧，耳目聪明，不忘，强志倍力，久服轻身不老（《本经》）。

叶天士解曰：中者脾胃也，伤中者，脾胃阳气受伤也，远志味苦下气，气温益阳，气下则咳逆除，阳益则伤中愈也；补不足者，能补心肝阳分不足也；除邪气者，能除心肝包络、三经郁结之邪气也；阳主开发，故利九窍；味苦清心，心气光明，故益智慧也；心为君主，天君开朗，则五官皆慧，故耳目聪明不忘也。

学说

甄权曰：治健忘，安魂魄。令人不迷。坚壮阳道。

王好古曰：远志，肾经气分药也，治肾积奔豚。

李时珍曰：远志入足少阴肾经，非心经药也，其功专于强志益精。经云肾藏精，精合志，盛怒而不止则伤志，志伤则喜忘。

其前言，盖肾经不足，则志气衰，不能上通于心，故迷惑善忘也。

（经云人之善忘者）上气不足，下气有余。肠胃实而心肺虚，虚则营卫留于下，久之不以时上，故善忘也。

《抱朴子》云：陵阳子仲服远志二十年，有子三十七人。开书所视，记而不忘；又陈言《三因方》远志酒，治痈疽，云有奇功。盖术补肾之力耳。

按：远志，气味苦温，经文有补不足益智慧之言，故古人多谓其入心经。唯王氏、李氏以为非心经药，乃肾经药。

心肾本相表里，然强志倍力，是经文明言入肾矣。

要之远志，乃宣通之品，用以开郁，起肾气，上通于心则可，若心气、肾气已亏而用之，则谓虚虚。

《别录》有去心下膈气之文，《三因方》用治一切痈疽，皆治七情内郁而发之痈疽也；《本经》有除邪气、利九窍之文，可知为通利之品。

道经云，通利天地长生草，士孔已通不知老，所谓久服轻身不老者，即此意也。若虚人则忌用之。

（近世学者）化其成分，有脂肪油及树脂、发挥油糖分黄色素、林禽酸盐等，有行血气之性，能化痰利水，用之过多，则作吐泻。

宜忌

得茯苓、冬葵子、龙骨良，畏珍珠、藜芦、蜚蠊，杀天雄、附子、乌头毒（煎汁饮之）。凡用根须去心，否则令人烦闷，仍用甘草汤浸一夜，焙干用。

用量

自五分至三钱。

处方

远志，同茯神、人参、生地、枣仁、丹砂，镇心定惊。（**天士**）

《千金方》远志汤，治产后心中冲悸不定，志意不安，言语错误，惚惚不觉。

（远志、麦冬、人参、甘草、当归、桂心各二两，芍药一两，茯神五两，生姜六两，大枣二十枚，每两合二钱七分，水煎，分三次或四次服之）。

远志丸（《济生》），治因事大惊，梦寐不祥。（远志、石菖蒲各二

两，茯神、人参、龙齿各一两，为末炼蜜丸。辰砂为衣，桐子大小每服匀七十九）

（涂剂及服剂）

远志酒：治一切痈疽发背疔毒恶喉。（诸疮侵大，有死血阴毒在中，则不痛，傅之即痛；有忧怒等气积则痛不可忍，傅之即不痛；或有热在内，热逼人手不可近，傅之则清凉或气虚冷溃而不敛，傅之即敛，不问虚实寒热，泊之皆愈。

用远志米泔浸洗，提去心为末。每服三钱，温酒一盏调证少项，饮其清，以滓傅患处）（《三因方》）

远志用甘草水煮八两，同茯神、益智仁（各二钱）为丸，治小便赤浊。（诸药为末酒糊丸梧子大，每空心枣汤送下）。（《普济方》）

此外养心汤（《医方大成》）归脾汤均用远志，然非用之为君。

菖蒲

（《本经》上品） 水草类

别名

昌阳（《别录》）、尧韭（《吴普》）、水剑草。

李时珍曰：方士隐为水剑因叶形似剑也。

吕氏春秋云：冬至后五十七日菖始生，菖者，百草之先生者，昌阳盖取此义也。

李时珍曰：菖蒲乃蒲类之昌盛者，故名菖蒲。

典术云：尧时天降精于庭为韭，感百阴之气为菖蒲，故名尧韭。

陶弘景云：菖蒲叶有载如剑刃形。

产地及形状种类

古产梁州及蜀郡，其黔蜀蛮谷中产者尤佳，后则处处山涧有之。

李时珍曰：菖蒲凡五种，一，生于池泽，蒲叶肥大，根高二三尺者，水菖蒲也。

二，生于溪涧，蒲叶瘦，根高二三尺者，亦水菖蒲，又名溪荪也。

三，生于水石之间，叶有剑脊而瘦，根多节，（一寸九节）高尺余者，石菖蒲也。

四，人家以沙石栽之，一年，至春剪洗，愈剪愈细，高四五寸，叶如韭，根如匙柄粗者，亦石菖蒲也。

五，根长二三分，叶长寸许，亦谓之菖蒲。入药须用二种石菖蒲，余皆不堪用。

《**抱朴子**》云：服菖蒲以一寸九节，紫花者，为善。

苏颂谓：菖蒲无花实。

李时珍曰：二三月间抽茎，开细黄花，成穗。

而应劭风俗通云：菖蒲放花，入得食之长年，是此物难得见花也。

雷敩曰：凡使，勿用泥菖、夏菖，二者如竹根鞭，形黑气秽，味腥。

唯石上生者，根条嫩黄，紧硬节密，一寸九节者，是真也。

采得以铜刀刮去大黄黑硬节皮一层，以嫩桑枝相拌，蒸熟暴干，锉用，或微炒。

气味

辛温无毒（**甄权曰**：苦辛平）。

按：古者每用以治心腹冷气㽲痛，可知辛温为是。

主治

风寒湿痹，咳逆上气，调心孔，补五脏，通九窍，明耳目，出音声，主耳聋，痈疮，温肠胃，止小便利。久服，轻身不忘，不迷惑，延年，益心智，高志不老。（《**本经**》）。

叶天士曰：菖蒲入足厥阴肝及手太阴肺，气味俱升，阳也。肝主血，肺主气。

气温能行，味辛能润，故主风寒湿痹；辛温开发，故主咳逆上气，有明耳目出音声之效。

治痈疮者，能散结也，膀胱寒则小便不禁，温肺乃温其上源，故止小便利。

久服则肝条畅，阳气充，阳主高明，故有诸效。

陈修园曰：菖蒲禀水精之气，外通九窍，内濡五脏。其性自下而上，与远志自上行下者有别。

学说

甄权曰：治鬼气，杀诸虫，恶疮疥瘙。

大明曰：除烦闷，止心腹痛，霍乱转筋。

王好古曰：治心积伏梁。

李时珍曰：治中恶卒死，客忤癫痫（音闲）。又曰，气温味辛，乃手少阴足厥阴之药，心气不足者用之，虚则补母也。《道藏经》有菖蒲传一卷，以为水草之精英，神仙之灵药。极言其功云。

其法采紧小似鱼鳞者，以水及米泔各浸一夜，刮其皮，为末，以糯米粥和匀，更入熟蜜和丸，稀葛袋盛，置常风处，令干，早晚酒送下。

服至一月消食，二月痰除，至五年骨髓充，颜色泽，白发转黑，落齿更生。其药以五德配五行，叶青、花赤、节白、心黄、根黑。

能治诸风，手足烦痹，痛缓不遂，五劳七伤，填血补脑，坚骨髓，长精神，润五脏，补六腑，开胃口，和血脉，明耳目，泽皮肤，去寒热，除三尸九虫、天行时疾、瘴疫、瘦病、泻痢、痔漏、妇人带下产后血建。并无酒服。

宜忌

秦皮、秦艽为之使，恶地胆、麻黄，忌饴糖、羊肉，勿犯铁器。今人宜吐逆。捣汁服，解巴豆大戟毒。

用量

一钱至三钱。

处方

菖蒲酒治三十六风。（取石菖蒲薄切三斤，晒干盛以绢袋。用清酒

一斛浸之密封百日。视之如菜绿色，以一斗熟黍米纳中，封十四日，取出饮之。（《出神仙经纲目》）

菖蒲合猪心服，治癫痫风疾。（九节菖蒲，不间鸡犬声者去毛，木臼捣为末，用黑猪猪心一个，批开。砂罐煮汤，调服三钱，日一服）（《医学正传》）

菖蒲末，吹鼻，并以桂心末纳舌下，以菖蒲根汁灌之，活尸厥、魇死。尸厥之病，卒死脉犹动，其耳目中如微语，股间暖者是也。

魇死之病，临忽不寤，勿以火照，但啮其踵，及足拇趾甲际，唾其面，即苏。仍以菖蒲末吹鼻中，桂心末纳舌下，并以菖蒲根汁灌之即愈。（《肘后方》）

喉痹肿痛。（菖蒲根嚼汁，烧铁称锤。淬酒一杯饮之）（《圣济总录》）

治霍乱胀痛。（生菖蒲四两，水和捣汁，分温四服。按：古时每两，合合今二钱七分）（《圣惠方》）

合白面，治肺损吐血。（九节菖蒲末、白面等分。每服三钱，新汲水送下，一日一服）（《圣济总录》）

同地黄、黄柏为丸，治肾虚耳聋。（叶天士）

通气散，治耳聋气闭不通。（菖蒲、玄胡、木香、茴香、全蝎、陈皮各一钱，羌活、僵蚕、川芎、蝉蜕各钱半。山甲二钱、甘草钱半。共为细末。每服三钱酒调下）（《奇效方》）

同人参、麦冬、枣仁、茯神、远志、生地，心虚气郁。（叶天士）

专为末搽湿疮。（天士）

菖蒲根捣汁治胎动半产、卒动不安，或腰痛、胎转抢心、下血不止，或月不足而欲产。并以根汁一二升服之，则安。（《千金方》）

生菖蒲捣，贴痈疽发背疮。干者，为末水调涂之。（孙用和秘宝方）

合蛇麻子等分，搽阴汗湿痒。（《济急仙方》）

菖蒲叶，洗疥大风疮。（李时珍）。

赤箭　天麻

（《本经》上品）　山草类

（《本经》名赤箭，宋开宝名天麻，以茎曰赤箭，根曰天麻也）

别名

赤箭（《药性》）、独摇（《抱朴子》）、定风草（《药性》）、离母（《本经》）、合离草（《抱朴子》）、神草（《吴普》）、鬼督邮（《本经》）。

陶弘景曰：赤箭是芝类，其茎如箭杆，赤色，叶生其端，根如人足。有风不动，无风自摇。

苏颂曰：按:《抱朴子》云，仙方有合离草，一名独摇芝，一名离母，所以名合离。离母者，此草下根如芋魁，有游子十二枚，周环之，去大魁数尺，有细根如发，虽相须而实不相连，但以气相属尔。

李时珍曰：赤箭以状得名。独摇、定风，以性异而名。离母、合离，以根异而名。神草、鬼督邮，以功用名。天麻即赤箭之根，《开宝本草》重出耳。

产地及形状

古生陈仓、雍州及太山、崂山、郓州，后则江淮汴洛间亦有之。

苏颂曰：此草乃芝类，茎似箭杆，赤色，端有花，叶亦赤色，远看如箭，有羽。四月开花，结实似枯苦楝子核，作五六棱，中有肉如面。其根皮肉汁，大类天冬，但无心脉尔。去根五六寸，有十余子卫之，似芋。

陶弘景曰：春生苗，初出似芍药，独抽一茎直上，高三四尺。茎中空，依半以上。贴茎微有尖小叶，梢头生成穗，开花结子，如豆粒大，其子至夏不落，却透虚入茎中，潜生土内。

其根形如黄瓜，连生一二十枚，其皮黄白色，其肉名天麻。二三月八月均可采。嵩山衡山人，或取生者，蜜煎作果食。

雷敩曰：凡使天麻，勿用御风草，二物相似，只是叶茎不同。御风草根茎斑，叶背白，有青点，使御风草，即勿用天麻，若同用，令人有肠结之患。

气味

辛温无毒。（按：马志、甄权、王好古皆曰气平，或曰味甘，或曰苦。**张隐庵曰**，赤箭气味辛温，其根名天麻，气味甘平，盖根入土中，得地气而甘平也）

主治

杀鬼精物、蛊毒恶气。久服，益气力，长阴肥健。（**《本经》**）。

学说

《开宝本草》云：天麻主诸风湿痹，四肢拘挛，小儿风痫惊气。利腰膝、强筋力。久服，益气轻身长年。

张元素曰：治风虚眩晕头痛。

李杲曰：肝虚不足，宜天麻芎藭以补之。其用有四，疗大人风热头痛、小儿风痫惊悸、诸风麻痹不仁、风热语言不遂。

李时珍曰：天麻乃肝经气分之药。

按：**罗天益云**：眼黑头眩，风虚内作，非天麻不能治。今有久服天麻，遍身发出红丹者，是其祛风之验也。

寇宗奭曰：天麻须别药相佐使，然后见功。观土人或蜜清为果，或蒸煮食，可深思矣。

探《本经》，列赤箭于上品，而《开宝本草》增天麻一品。盖一物而有别也。

陈承曰：赤箭用苗，有自表入里之功。天麻用根，有自内达外之理。根则抽苗，径直而上，苗则结子，成熟而落，返从杆中而下，至土而生。此粗可识其外内主治之理。

张隐庵云：赤箭辛温属金，故有弧矢之威。主杀鬼精物。天麻甘平属土，能胜湿，故治蛊毒恶风。

陈修园曰：天麻功同五芝，力倍五参，为仙家服食上品。故益气力，长阴肥健。

李时珍云：补益上药，天麻第一。世人止用之治风，良可惜也。盖世间难得真天麻，或是御风草，故止用以治风也。且用天麻，须修治合法乃可。

雷敩曰：修事天麻十两，安于瓶中蒺藜子一镒，缓火熬焦，盖于天麻上，以三重纸封系半日，取出蒺藜炒过，盖系如前。凡七遍，用布拭上气汗，刀劈焙干，单捣用。

李时珍曰：或洗净以湿纸包于糠火中，煨熟。取出，切片。酒浸一夜，再焙干用。

宜忌

得蜜良。服食无忌，但不可与御风草同用。（患肠结）。

用量

自五分至三钱。

处方

合芎䓖为**天麻丸**。消风化痰，清利头目，宽胸利膈，兼治心松烦闷、头晕、项急、肩背拘倦、肢节烦痛、偏正头痛、鼻齆、面目浮肿。（用天麻半两，芎䓖二两为末。蜜丸，芡子大）每食后嚼一丸，茶酒任下。（《普济方》）

合半夏、细辛，熨腰脚疼痛。（天麻、半夏、细辛各二两，分盛绢袋二个。蒸熟交换熨痛处，汗出则愈。隔数日一熨。（《卫生易简方》）。

虎掌（《本经》下品） 天南星（宋《开宝本草》）

毒草类

别名

虎膏（《纲目》）、鬼蒟蒻（日华，音矩弱）。

按：虎掌即南星，李时珍曰叶形似虎掌，故名虎掌。根虎白如老人星状，故名南星。虎膏以色白也。鬼蒟蒻之名，因根似蒟蒻也。

产地及形状

古生汉中，及冤句（即陕南及山东），后则冀州平泽，及处处川谷皆有之。

苗高尺余，独茎，上有叶、如爪，五六出分布，尖而圆，如一窠生七八茎。出一茎作穗，直上如鼠尾，中生一叶如匙，裹茎作房，旁开口，上下尖，中有花，青褐色。

结实如麻子大，白色，自落布地，一子生一窠。九月苗残，采根，根似芋而圆扁，大如鸡卵，周匝生圆芽数枚，采时削去之。

韩保昇曰：南星与蒟蒻相似，但蒟蒻茎斑花紫，南星根小柔腻、肌细，炮之易裂，为异。

又曰，江州一种草，叶大如掌，面青背紫，四面有牙，如虎掌，冬青，不结花实，治心疼寒热积气，亦与虎掌同名。

采收炮制

秋后采根，出皮脐，入器中，汤浸五七日，每日换汤三遍，洗出涎，晒干，或用火炮制用。

李时珍曰：治风痰生用，须温汤浸洗，以白矾汤及皂角汁浸三日，晒干用。若熟用，在黄土地掘一小坑，以炭火烧赤，好酒沃之，安南星于内，覆以盆，灰泥封固，一夜取出用，以不麻舌为度。

造南星曲法，以姜汁、矾汤，和南星末作小饼子，安篮内，楮叶包盖，待上黄衣，乃晒干收之。造胆南星法，以南星生研末，腊月取黄牯牛胆汁，和剂，纳入胆中，悬风处，干之，年久弥佳。

按：用南星以南星曲为宜。而今之药店则无之，只用胆南星。其凉已甚，且恐非牛胆。或用猪胆，则更误矣。

气味

苦温有大毒。（《**别录**》曰，微寒。《**吴普**》曰，虎掌。**神农、雷公**，苦有毒，岐伯、桐君，辛有毒。按：辛烈为是）

主治

心痛，寒热结气，积聚，伏梁，伤筋痿拘缓，利水道。（《**本经**》）

学说

《开宝本草》曰：天南星，主中风麻痹，除痰下气，利胸膈、攻坚积、消痈肿，散血、堕胎。

李时珍曰：虎掌天南星，乃手足太阴脾肺之药。味辛而麻，能治风散血；气温而燥，能胜湿除涎；性紧而毒，能攻积拔肿，而治口喎舌糜。

杨士瀛《直指方》云：诸风口噤，宜用南星，更以人参石菖蒲佐之。

宜忌

蜀漆为之使，畏附子、干生姜，恶莽草。得防风则不麻，得牛胆则不燥，得火炮则不毒，生能伏雄黄、丹砂、焰硝。

按：古方用白矾皂角水泡、火泡，盖皆制其毒也。

用量

至多不过三钱。不能单服，阴虚燥痰忌用。

处方

（按：李氏纲曰，附方共二十九方之多。盖天南星为风痰药中猛将，其用甚大，兹摘要录之）

同白龙脑，名破棺散，又名开关散。（中风口噤、目瞑、牙关紧闭，无法下药者，用天南星为末，入白龙脑等分。五月五日午时合之，每用指点末揩齿二三十遍，再揩大牙左右，其口自开）（**经验方**）

同石菖蒲、麦冬、人参，治风痫痰迷。（天南星九蒸九晒为末，姜汁面糊丸。人参、麦冬、石菖蒲汤下）

同琥珀朱砂为丸，**名寿星丸**。治痰迷心窍。（心神恍惚，齿言妄见，天南星一斤照法炮制，琥珀一两，朱砂二两，为末，生姜汁打面糊丸，梧子大。每服二十丸，人参石菖蒲汤下）（**《和剂局方》**）

芎䓖（音芎䓖，《本经》上品） 蘼芜（《本经》上品即穹䓖叶）
芳草类

别名

（芎䓖）胡䓖（**《别录》**）、川芎（**《纲目》**）、香果（**《别录》**）、山鞠䓖（**《纲目》**）。

李时珍曰：此药以胡戎出者为佳，故曰胡芎。出蜀中者为川芎，出江西者为抚芎。《左传》楚人谓萧人曰：有麦曲乎？有山鞠乎？河鱼腹疾奈何？二物皆御湿也。蘼芜一作蘪芜，其茎叶靡弱而繁芜，故名。

当归名蕲，白芷名蒚，其香似白芷，其叶似当归，故又名江蒚、蕲茝。

王逸云：蒚草生江中，故曰江蒚。

芎䓖之叶，名蘼芜，而《本经》并列于上品。盖所治微不同，今则只用芎矣。

产地及形状

古产胡我关中、蜀中及江西，今唯用川产及沿江产者。叶似水芹、胡荽、蛇床等，丛生，茎细加马衔。清明后，宿根生苗，人家种时，分枝横埋之，节节生根。八月后，根下始结穹䓖。

气味

辛温无毒（张元素曰，性温味辛苦，气厚味薄。浮而升，阳也）

主治

中风入脑，头痛寒痹，筋挛，缓急，金疮，妇人血闭，无子。

（《本经》）

按： 风寒湿三气合而为痹，此言寒痹，盖独伤于寒也。血不荣筋，则为挛，筋纵为缓，筋缩为急。养血通经，故治血闭、无子。

学说

张元素曰： 川芎乃少阳本经引经药，入手足厥阴气分，故上行头目，下行血海，能散肝风，治少阳、厥阴二经头痛及血虚头痛之圣药也。

其用有四，为少阳引经一也，诸经头清二也，助清阳之气三也，去湿气在头四也。

朱震亨曰： 郁在中焦，须抚芎开提其气以升之，气升则郁自降，故能总解诸郁，直达三焦，为通阴阳气血之使。

按： 芎䓖性升而散，能行血气、开郁结、散风寒、排脓消瘀，为妇科疮科常用之药。然走散真气，不可久服单服。（故《本经》虽列上品，而无久服之文，惜世不用也）气弱及骨蒸、多汗者，忌用之。蘼芜却有去三虫、久结通神之文。

宜忌

白芷为之使，畏黄连，伏雌黄。得细辛，疗金疮止痛；得牡蛎，疗头风吐逆。

用量

自五分至八钱。末服，不过三钱。

处方

同当归、生地、白芍，名四物汤，治血虚。

（《局方》当归、生地各三钱，白芍二钱，芎䓖钱半，当归生血为君，生地滋血为臣，白芍敛阴为佐，川芎通行血中之气使。

不唯治妇人，即男子血虚亦用之。一曰白芍为臣，佐当归治产后血结腹痛。俗名月间病，乃血结也，当归一两、川芎八钱，水煎服立愈）

川芎末艾汤下，主经闭验胎。经水三月不行，验胎法，川芎生用为末，煎艾汤空心服一匙，腹中动，是有胎，不动者非胎。（**灵验方**）

同归身、牛膝、桂心，治子死腹中。（**叶天士**）

同乌药，治气厥头痛。（妇人病盛头痛及产后头痛者，川芎、乌药等分末，葱茶调下二钱）（**明御药院方**）

合细辛，搽牙痛。（大川芎一个，取旧糟内藏一月。取焙，入细辛同研末，搽牙）（《**本事方**》）

合薄荷、朴硝为末，吹鼻，治小儿脑热。（好闭目、或太阳热、或目赤肿者，用川芎、薄荷、朴硝各二钱为末，以少许吹鼻中）（《**全幼心鉴**》）

合轻粉、麻油，敷诸疮肿痛。（川芎煅研，入轻粉麻油调，敷患处）（《**普济方**》）

合当归，治产后乳悬。（妇人产后两乳忽细长如肠，下垂及小肚，痛不可忍，危在旦夕，名曰乳悬。

用川芎、当归各一斤，以半斤锉散于瓦石器内，用水浓煎。

不拘多少，频服之。

其余一斤半，锉块，于病人桌下烧烟，令将口鼻吸烟。

用尽如未愈，再作一料。并以蓖麻子一粒贴其顶心）（夏子益《**奇疾方**》）

蘼芜（即芎劳叶），主咳逆，定惊气，辟邪恶，除蛊毒鬼疰，去三虫，久服通神（《**本经**》）。

《**别录**》云：主身中老风，头中久风，风眩。

芎花，可作面脂。（**李时珍**）

当归

别名

干归（《本经》）、山蕲（《尔雅》）、白蕲（《尔雅》）、文无（《纲目》）。

《尔雅》云：薜山蕲，又云薜白蕲。（薜者，百，蕲，古芹字）。郭璞注云：当归也。

李时珍曰：崔豹古今注云，古人相赠以芍药，相招以文无。文无一名当归，芍药一名将离也。

陈承曰：能使气血各有所归，意其名必因此也。

产地及形状

生陇西（即今甘肃）及川蜀陕西，又江甯滁州亦有之，要以川产为佳。春生苗，叶有三瓣。七八月开花，淡紫色，根黑黄色，以肉厚而不枯者为胜。

李时珍曰：秦归头圆尾多、色紫气香、肥润者，名马尾归，最佳。其他处，头大尾粗，色白坚枯者，为馋头归。止宜入发散剂。

韩懋云：川产力刚善攻，秦产力柔善补。

气味

苦温无毒。（诸家或谓辛大温、或谓甘、或谓甘辛温。按：辛与苦易混，当归实在辛苦之间，而余味带甘。气厚味薄，可升可降，阳中微阴。入手少阴、足太阴厥阴经血分）

主治

咳逆上气，温疟，寒热洗洗在皮肤中，妇人漏下绝子，清恶疮疡、金疮。煮汁饮之。（《本经》）

（**叶天士曰**：血枯则心火上刑肺金，故为咳逆上气，当归补血所以主之；但热不寒者为温疟，风火垂肺也；寒热洗洗在皮肤中，肺受火邪也；妇人以血为主，漏下绝子，血枯故，当归补血，故主之。

按：疮疡与金疮，皆血病，当归养血，故主之；煮汁饮之者，治血之剂，汤液胜于丸散也）

学说

成无己曰：脉者血之府，诸血皆属心，凡通脉者必先补心、益血。故张仲景治手足厥寒、脉细欲绝者，用当归之苦温以助心血。

张元素曰：当归之用有三，一心经本药，二和血，三治诸病夜甚。凡血受病，必须用之。血壅而不流，则痛，当归之甘温能和血、辛温能散内寒、苦温能助心散寒，使气血有各所归。

按：凡血受病，必须用之。洁古此言，洵属扼要。

王好古曰：谓主冲脉为病，气逆里急；带脉为病，腰溶溶如坐水中；亦皆血分受病也。要知当归为生血活血之药，故能破恶血及癥瘕，治诸痛，润肠止下痢、排脓治痈疽。然泻心、滑大便，凡心气虚与脾虚者，不可过用。

头上行而止血，身和血而养中，尾破血而下行，全用即一破一止也。治中用身，治下用尾，治上用全，无单用头者）

宜忌

恶蔺茹湿面（即白面米酵者），畏菖蒲、海藻、牡蒙、生姜，制雄黄，得酒、地黄、芍药、知母良。

制法

雷敩曰：凡用去芦头，以酒浸一夜入药。

用量

自一钱至数两。

处方

同黄芪名**补血汤**。治血虚发热，象白虎症。

同川芎，名**佛手散**。治失血眩晕。

同知母，治衄血不止。

同牛膝、甘草梢，治小便血。

单用一两水煎露服，治温疟。

当归二、吴萸一，同炒，去萸为末，蜜丸，治久痢。

同白芷，治大便秘。

同生地，治妇人血虚。

同炮姜，治产后血胀。

同白术，治脾虚色枯。

同白芍、川芎等分，香附加三倍，为丸，**名调经丸**。治月经不调。

归尾同没药为末、红花浸酒饮之，治室女闭经。

同荆芥穗等分，末服，酒下三钱，治产后中风。

当归、黄蜡香油煎膏，治烫火伤疮（当归、黄蜡各一两，麻油四两，以油煎当归焦黄去滓，纳蜡搅成膏，出火毒贴之。溃烂者可拔热止痛、生肌）（《局方》）

芍药　白芍

（《本经》中品）　芳草类

别名

犁食（《别录》），白术、将离（《纲目》），白者名金芍药，赤者名木芍药。

（**李时珍曰**：芍药犹婥约也，美好貌。《尔雅翼》言：制食之毒，莫良于芍，故得药名。《韩诗外传》云：芍药离草也。董子云：芍药一名可离，故将别赠之。诗云：赠之以芍药是也）

产地及形状

古产中岳，后出白山、蒋山、茅山，今以浙江杭州产者为上。春生红芽，作丛，茎上三枝五叶，似牡丹而狭，高一二尺。夏初开花，有红白紫数种，结子似牡丹而小。秋后采根。

《古今》注云：芍药有二种，安期生服炼法，有金芍药，色白多脂；其木芍药，色紫瘦多脉。

李时珍曰：昔人言洛阳牡丹、扬州芍药甲天下。今药中所用，亦多取扬州者。其品凡三十余种，有千叶、单叶、楼子之异，入药宜单叶之根，气味全厚，根之赤白，随花之色也。

按：今芍药，以杭州者为佳。白芍坚实有脂，赤芍虚而枯，绝是两种。

张隐庵曰：赤芍、白芍，花异而根不异，盖赤芍乃另一种也。隐庵所说皆是白芍。

气味

（白芍）苦，平，无毒。（《别录》曰：酸微寒，有小毒。诸家或曰甘、或曰咸、或曰酸。按：苦中微涩，非酸也。

张元素、李杲、王好古皆谓之酸，以其有敛阴之功也。陈修园则大不谓然，以为毫无酸味也，按：《本经》平言者，即凉，当以经为主）

主治

邪气、腹痛，除血痹，破坚积，寒热疝瘕，止痛，利小便，益气。（《本经》）

叶天士曰：腹者，足太阴行之地；邪气者，肝木之邪气，乘脾土作痛也。芍药气平，入肺，伐肝，所以主之。血痹者，血涩不行而麻木也，芍药苦以散结故主之。疝者，小腹作痛，肝病也；瘕者，假物而成之积也。

寒热疝瘕者，其因寒因热不同也，而芍药能破之。诸痛寒属心火，味苦清心，故止痛。膀胱津液之出，皆由肺气，芍药清肺，肺气下行，故利小便，肺清故益气也。

学说

张元素曰：白芍入脾，补中焦，功下利必用之药。盖泻利皆太阴病，故不可缺此。得炙甘草为佐，治腹中痛。夏月少加黄芩，恶寒加桂，此仲景神方也。其用凡六，安脾经一也，治腹痛二也，收胃气三也，止泻痢四也，和血脉五也，固腠理六也。

宗奭曰：芍药须用单叶红花者为佳，然气虚寒人禁之。古人云，减芍药以避中寒，诚不可忽。

朱震亨曰：产后不可用。

李时珍曰：止下痢腹痛后重，盖有下气之功，故虚者忌之。

苏恭曰：赤者利小便、下气，白者止痛散血。

成无己曰：白补而赤泻，白收而赤散。

宜忌

雷丸为之使，恶石斛、芒硝，畏硝石、鳖甲、小蓟，反藜芦。

李时珍曰：同白术补脾，同芎䓖泻肝，同人参补气，同当归补血，以酒炒补阴，同甘草止腹痛，同黄连止泻痢，同防风发痘疹，同姜枣温经散湿。

按：仲景桂枝汤、小建中汤均有白芍，是同桂枝能调营卫，加饴糖能建中也。

炮制及用量

采根，以竹刀刮去皮，并头上，锉细，以蜜水拌蒸半日，晒干。中寒者以酒炒用，入妇科以醋炒用，入泻剂则生用。

汤剂自一钱至八钱。

处方

同甘草，夏加黄芩、冬加桂枝，治腹中虚痛。（芍三、甘草一，加芩一或桂一）。

同甘草治消渴引饮。（**陈日华经验方**）（芍草等分）。

芍六、甘草一，为末，白汤送下，治脚气肿痛。（**《事林广记》**）

白芍一两、犀角末二钱，每服一钱，治衄血咯血。

芍与香附、熟艾叶等分，煎服，治经水不止。

同香附等分，盐水煎服，治血崩带下。

同干姜，治赤白带下（芍三、姜五）。

同黄芪、防风，治表虚自汗。

赤芍甘草煎汤漱，治木舌肿满。

生白芍嚼汁，治鱼骨鲠咽。

牡丹皮

（《本经》中品） 芳草类

别名

鼠姑（《本经》）、鹿韭（《本经》）、百两金（《唐本草》）、木芍药（《纲目》）、花王（《纲目》）。

李时珍曰：牡丹以色丹者为上，虽结子而根上生苗，故谓之牡。群花品中，以牡丹为第一，芍药第二。故以此为花王，而芍药为花相也。

产地及形状

（收用）古生巴郡，及汉中剑南，今则处处有之，仍以四川及陕南产者为佳。山中生者曰山牡丹，单瓣红花者其根入药。

人家种者，气味不纯，其千叶异品，皆人功巧致也。二月于梗上生苗叶，三月开花，五月结子。

其根黄白色，可长五六寸，大如笔管。采复晒干，以铜刀劈破，去骨锉如大豆，用酒拌蒸，晒干。

气味

辛，寒，无毒（**王好古曰**：气寒味苦辛，阴中微阳，入手厥阴、足少阴二经。《别录》曰：微寒，《吴普》曰：微温。按：微寒是也）

主治

寒热，中风，瘛疭，惊痫，邪气，除癥坚瘀血留舍肠胃，安五脏，疗痈疮。（《本经》）

叶天士曰：寒水太阳经，行身之表，太阳阴虚，则皮毛不固，表邪外入，而为寒热矣，丹皮入太阳经清热，所以主之。

肺气不能制肝，而肝风夹浊火上逆，中风、瘛疭、惊痫之症生矣，丹皮益肺平肝，诸症自愈。

小肠为受盛之官，若血热下注，留舍小肠，瘀积成癥而坚，丹皮能散结，故可除之。五脏藏阴者也，血清阴足而脏自安，荣血逆于肉里，乃生痈疮，丹皮能散血热，所以和荣而疗痈疮也。

学说

张元素曰：丹皮能泻阴包中之火，四物汤加用之，治无汗之骨蒸。

李杲曰：心虚肠胃积热、心火炽甚、心气不足者，以丹皮为君。

李时珍曰：治手足少阴、厥阴四经血分伏火。盖伏火即阴火也，阴火即相火也。古方以此治相火，故仲景肾气丸用之。

后人专以黄柏治相火，不知丹皮之功更胜也。又曰，赤花者利，白花者补，人亦早悟，宜分别之。

宜忌

畏贝母、大黄、菟丝子，忌蒜、胡荽、伏砒。

用量

此药汤煎无力，古方多系末服、丸服，汤服可至一两。

处方

同防风等分为末，酒服，治癫疝偏坠。（《千金方》）

同干漆各半两，煎服，治妇人恶血上攻。（丹皮半两、干漆半两烧烟，取净水煎服）（《诸症辨疑》）

同虻虫为末，酒服，治伤损瘀血。（丹皮二两、虻虫二十一个，熬过，同捣末，温酒服一钱半，血化为水）。（《广利方》）

专为末，治金疮内漏。（丹皮为细末，水服一钱，从尿出血愈）。（《千金方》）

专为末，汤服二钱，治下部生疮。（《肘后方》）

专为末，服一钱，解中蛊毒。（《外台秘要》）

同麦冬、五味、茯苓、甘草、木通、生地，治心包络之火。（**叶氏**）

白芷

（《本经》上品） 芳草类

别名

白茝（昌海切，又音止）、芳香（《本经》）、泽芬（《别录》）、苻离（《别录》）。

䖀（音消），**许慎《说文》云**：白芷晋谓之䖀，齐谓之茝，楚谓之蓠，又谓之药，生于下泽，芬芳与兰同德。故骚人有兰茝之咏，本草有芳香泽芬之名。

产地及形状

古生河东，则处处有之，吴地尤多。根长尺余，粗细不等，白色，枝干去地五六寸。春生，叶相对，婆娑，紫色，阔寸许，花曰微黄；入伏后结子；秋后苗枯；八月采根，晒干。

雷敩曰：凡采勿用四条一处生者，名丧公藤，又勿取马兰根。

气味

辛，温，无毒。（行手足阳明，入手太阴，而阳明主药）

主治

女人漏下赤白，血闭，阴肿，寒热，头风侵目泪出。长肌肤，润泽颜色，可作面脂。（《本经》）

按：白芷味辛，得金气而入阳明，故为手阳明引经药。女人漏下赤白者，阳明受湿而下注也。

湿气壅滞，血不通行，则为血闭；下流于阴，则为阴肿，而发为寒热。

阳明经行于面而起于目，故能治头风侵目泪出；阳明宣畅，则能长肌肤、润泽颜色。至于作面脂，乃其余事也。

要之白芷气属阳，能宣通阳明经络，故治肠风疮痔、排脓止痛。

学说

刘完素曰：治正阳明头痛、热厥头痛，加而用之。

王好古曰：同辛夷、细辛用治鼻病，入内托散用。长肌肉，则入阳明可知矣。

李时珍曰：白芷色白味辛，行手阳明庚金；性温气厚，行足阳明戊土；芳香上达，入手太阴肺经。故所主之病，不离三经。

如头目眉齿诸病，三经之风热也；如漏带、痈疽诸病，三经之湿热也；为阳明主药，故能治血病胎病，而排脓生肌止痛。

宜忌

当归为之使，恶旋覆花，制雄黄、硫黄。同升麻则通行手足阳明。

采得刮去皮，以黄精片等分，同蒸半日，晒干，去黄精用。

又法以石灰拌匀，晒收，为其易蛀，并欲色白也，入药微火焙。

用量

丸服每服可二钱，汤服一钱至一两。

处方

古方**都梁丸**，治头风眩晕、女人胎前产后伤风头痛、血风头痛，皆效。（**王璆《百一选方》**云：王定国病风头痛，至都梁，求名医杨介连进三丸，即时疾失。求其方，则用香白芷一味，洗晒为末，炼蜜丸，弹子大。每细嚼一丸，以茶或荆芥汤送下。遂名都梁丸）。

合红蜀葵根、白芍、白矾为丸，能治女子带下、肠有败脓，淋露不止，腹作痛者。（白芷一两、单叶，红蜀葵根二两，白芍、枯矾各半两，为末，以蜡化丸，桐子大，米饮下十余丸。此药能排脓，俟脓尽，乃以他药补之）。（**《药性论》**）

同生甘草、芦、葱、枣、豉散服，名**神白散**。治时行一切伤寒，不问阴阳老少，皆可服。（白芷一两，生甘草半两，姜三片，葱白三寸，枣一枚，豉五十粒，水二碗。煎服）（**《卫生家宝方》**）

炒白芷，合川芎、甘草、川乌，散服，治偏正头风。（白芷炒二两五钱，川芎炒、甘草炒、川乌半生半熟各一两，为末，每服一钱，细茶薄荷汤调下。《谈野翁试验方》云：百药不治者，一服便可，天下第一方也）

同辰砂末服，治盗汗。（白芷一两，辰砂半两，为末，每服一钱，温酒送下。屡有效）（**朱氏算验方**）

同雄黄为末、蜜丸，**名还睛丸**。治一切眼疾。（白芷雄黄为末，蜜丸龙眼大，朱砂为衣。每服一丸，食后茶下）（《普济方》）

合朱砂为丸，擦牙，治风热牙痛。（白芷一钱，朱砂五分，为末蜜丸，芡子大，用以擦牙（《医林集要》）。或以白芷、吴茱萸等分，浸水漱涎，亦有效）

合百草霜为末丸，名乌金丸。治胎产诸病。（胎前产后虚损、月经不调、崩漏及横生逆产等证，用白芷、百草霜等分为末，以沸汤入童便，同醋调服二钱。丹溪加滑石，以芎归汤调之）（《普济方》）

白芷炒为末，米汤合，送下二钱。治大便风秘。（《十便良方》）

以石灰淹白芷末结，治妇人白带。（白芷四两，以石灰半斤，淹三夜，去灰，切片炒研末，酒服二钱，日二服）（《医学集成》）

白芷、芥子等分为末，和姜汁涂，治脚气肿痛。（《医方摘要》）。

白芷涂鼻，治鼻衄（以所出之血调白芷末，涂鼻山根，立止）（《简便方》）

白芷末，米汤服二钱，治肠风下血。（《余居士选奇方》）

白芷末，涂痔疮可消肿。（先以皂角烟熏之，后以鹅胆汁调白芷末涂之即消。）（《医方摘要》）

合贝母为末，酒服。治乳痈初起。（白芷、贝母各二钱，为末。温酒服）（《秘传外科方》）

合大黄等分为末，米饮服，治痈疽赤肿。（**经验方**）

白芷嚼烂，涂刀伤疮。（《集简方》）

白芷末，新汲水调服，解毒蛇偏蜇。（**夷坚志**云：临川有人被蝮蛇伤，即昏死。一臂如股，少顷遍身皮胀，黄黑色，一道人以新汲水谓香白芷末一斤灌之，脐中撂撂然，黄水自口出，腥不可闻。良久，消缩如故。云以麦门冬汤调尤妙，仍以末擦之。又云，经山寺一僧，为蛇伤一足，溃烂，百药不愈。一游僧以新汲水洗净腐败，见白筋，挹干，以白芷末，入胆矾、麝香少许掺之，恶水涌出，日月如此，一月乃平复）

木香

（《本经》上品） 芳草类

别名

蜜香（《别录》）、青木香（弘景）、五木香（《图经》）、南木香（《纲目》）。

李时珍曰：木香本名蜜香，因其香气如蜜也，缘沉香中有蜜香，遂以此为木香耳。昔人谓之青木香，后人因呼马兜铃为青木香，乃呼此为南木香、广木香以别之。

今又呼一种蔷薇为木香，愈纷乱矣。《三洞珠囊》云，五香者，即青木香也，一株五根，一茎五枝，一枝五叶，叶间五节，故名五香。

产地及形状

南州异物志云，青木香出天竺，是草根，状如甘草也。

苏颂曰：今唯广州舶上来，他无所出。根窠大类茄子，叶似羊蹄而长大，亦有如山芋而长大，开紫花，采根为药。以其形如枯骨，味苦粘牙者为良。江淮间亦有此种，名土青木香，不堪入药。

李时珍曰：木香出南番诸国，叶类丝瓜。按：此种番产固佳，但恐难得。

气味

辛，温，无毒。

主治

邪气，辟青疫温鬼，强志，主淋露，久服，不梦寤魇寐。(《本经》)

(张隐庵曰：木香其数五，气味辛温，上彻九天，禀手足太阴，天地交气化，主交感天地之气，上下相通。治邪气者，地气四散也；避毒疫温鬼者，天气光明也；强志者，天生水，水生则肾志强；主淋露者，地气上腾，则阳气下陷自愈也；梦寤者，寤中之梦；魇寐者，寐中之魇也)

学说

大明曰：治心腹一切气，膀胱冷痛，呕逆反胃，霍乱，泄泻，痢疾，健脾，消食，安胎。

甄权曰：治九种心痛，积年冷气。

朱震亨曰：行肝经气，煨熟实大肠。

王好古曰：治冲脉为病，逆气里急。主脬渗小便秘。

李时珍曰：木香乃三焦气分之药，能升降诸气。诸气膹郁，皆属于肺，故上焦气滞用之者，乃金郁则泄之也。

中气不运，皆属于脾，故中焦气滞用之者，脾胃喜芳香也。大肠气滞，则后重，膀胱气不化则癃淋，肝气郁则为痛，故下焦气滞者宜之，而寒者通之也。

朱震亨曰：调气用木香，其味辛，气能上升，如气郁不达者宜之。若阴火冲上者，则反助火邪。

宜忌

得橘皮、肉豆蔻、生姜相佐使，则佳。忌见火。凡理气剂只生用。若实大肠，宜面裹煨熟用。或用治痢，则以黄连制。

按：《修卷书》云：正月一日，取五木香煮汤，以俗，令人至老须发常黑。

又按：《隋书》：车驾入吐谷浑，太守樊子盖以彼处多瘴气，献青木香。则为辟瘴之药可知矣。

用量

宜丸散用，入汤剂不宜过煎。自数分至三钱，过服损气。

处方

木香末，以冬瓜子煎汤，灌下三钱。治中风不省。（闭目不语，如中风状。但身热为中风，身冷为中气也）以南木香研末，冬瓜子煎汤灌下三钱。痰盛者，加竹沥姜汁。（《济生方》）

古有木香连翘汤，治一切痈疽。合皂角等分，为末糊丸，治心气刺痛。（《摄生方》）

木香末，以木瓜酒调服，治霍乱转筋。（《圣济总录》）

合黄连、橘皮，治一切下痢。（木香方寸大，黄连半两，用水半升，同煎干。去黄连，将木香切薄片，为末，分作三服。第一服橘皮汤下，二服陈米饮下，三服甘草汤下。无分新久皆愈）（《孙兆秘宝方》）

合黄连以猪大肠捣为丸，治肠风下血。（外香黄连等分为末，入肥猪大肠内，两头扎住，煮烂，捣为丸或去药食大肠亦可）（《刘松石保寿堂方》）

合枳壳、炙甘草煎服，治小儿阴肿。（阳明经风热，阴茎无故肿或痛。木香枳壳炒二钱半，炙甘草二钱，水煎服）（《曾氏小儿方》）

单用一两煎服，治天行发斑。（《外台秘要》）

合黄连、槟榔等分为末，油调，涂一切痈疽。（《和剂局方》）

合麝香为末，搽牙，治牙痛。仍以盐汤漱之。（《圣济总录》）

黄连

（《本经》上品）　山草类

别名

王连（《本经》），支连（《药性》）。以其根连珠，而色黄，故有此名。

产地及形状

古生巫阳及蜀郡，雅州、眉州而江左亦有之，今仍以川产为佳。苗似茶丛生，一茎生三叶，高尺许，凌冬不凋，花黄色。

苏恭曰：蜀道者粗大，味极浓苦，疗渴为最。江东者节如连珠，疗痢大善。

时珍曰：有二种，一种根粗无毛，有珠如鹰鸡爪形，而坚实，色深黄；一种无珠，多毛，而中虚，黄色稍淡。各有所宜。（按：今江北各省所用，唯川产一种，坚实者）

气味

苦，寒，无毒。（按：黄连川产者，实大苦大寒）

主治

热气目痛，眦伤，泪出，明目，肠澼腹痛，下痢，妇人阴中肿痛，久服令人不忘。（《**本经**》）

陈修园曰：黄连气寒，禀天冬寒之水气，入足少阴肾经。味苦无毒，得地南方之火味，入手少阴心经。气水而味火，一物同具，故能除水火相乱而为湿热之病。

主热气者，除一切气分之热也；目痛眦伤泪出不明，皆湿热在上之病；腹澼腹痛下痢，皆湿热在中之病；妇人阴中肿痛，为湿热在下之病。

黄连除湿热，所以主之。久服令人不忘者，苦入心，即能补心也。

然苦为心之本味，以其苦而补之，即以其寒而泻之。

千古唯仲景得《本经》之秘，《金匮》治心气不足而吐血者用之；伤寒寒热互结心下而痞满者，取之以泻心；厥阴之热气撞心者，合以乌梅；下痢后重者，合以白头翁等法，皆补泻互用也。

学说

张元素曰：黄连性寒味苦，气味俱厚，可升可降，阴中阳也，入手少阴经。其用有六，泻心脏火一也，去中焦湿热二也，诸疮必用三也，去风湿四也，赤眼暴发五也，止中部见血六也。

王好古曰：黄连苦燥入心，火就燥。泻心者，其实泻脾也，实则泻其子也。

刘完素曰：诸苦寒药多泄，唯黄连、黄柏，性寒而燥，能降火去湿，而止泻痢。

寇宗奭曰：热痢气实，初病可服之。虚而冷者，慎勿轻用。

李时珍曰：久服黄连、苦参，反热，从火化也。此说盖本医经旧说，以脏气偏胜故也。

宜忌

黄芩、龙骨、理石为之使，恶菊花、玄参、白鲜皮、芫花、白僵蚕，畏款冬、牛膝，胜乌头，解巴豆、轻粉毒，忌猪肉，恶冷水。（**雷敩曰**：服此至十两，不得食猪肉。若服至三年，则终身不得食也）

李时珍曰：古方治痢香连丸，用黄连、木香；姜连散，用干姜、黄连；变通丸，用黄连、吴萸。治伏暑用酒煮黄连，治下血用黄连、大蒜，治肝火用黄连、茱萸，治口疮用黄连、细辛。皆寒因热用，热因寒用，阴阳相济，所以有成功而无偏胜之害也。

用量

自数分至七钱。

处方

黄连为君，佐官桂少许，能交济心肾。（黄连生用，官桂少许，煎百沸，入蜜空心服，再入五苓散、滑石，治梦遗）

以黄土、姜汁、酒、蜜，炒四次，黄连为君，合使君子、白芍、木香治小儿五疳。

黄连用吴茱萸炒，木香等分，倍大黄，水丸，治五痢。

专用黄连七钱，水煎，名**泻心汤**。治心经实热。（小儿老人酌减）（《和剂局方》）

黄连六两，吴茱萸一两，同炒为末，神曲糊丸，名**左金丸**。治肝火痛。（**丹溪方**）

黄连一斤，以酒二升半煮干，焙研，糊丸，名**黄龙丸**。治伏暑发热及作渴呕恶，赤白痢，消渴，肠风，酒毒，泄泻诸病。（《局方》）

黄连合天花粉为末，生地汁丸，治消渴、小便滑数（黄连、花粉等分）。（崔氏方）

猪肚黄连丸，治小儿疳热（小儿之病，不出于疳，则出于热，流注遍身疮蚀，或潮热、肚胀作渴等症。此丸用猪肚一个，洗净，黄连五两，切碎，水和纳入肚中，缝好，放在五升粳米上，蒸烂，石臼捣千杵，或少许加饭同杵，为丸，桐子大，米饮下）

以冬瓜自然汁，浸制为丸，治三消骨蒸。（黄连以冬瓜自然汁浸一夜，晒干，又浸，如此七次，为末，以冬瓜汁和丸。桐子大，大麦汤下，极效。）（《易简方》）

合茯苓等分，为末酒糊丸，治小便白淫。（用补骨脂汤送下）（《普济方》）

专一味（三钱）水煎露一夜，空心热服，治热毒血痢。（《千金方》）

又**治痢方**。（黄连二两切，瓦焙，令焦当归一两焙为末，入麝香少许，每服二钱，陈米饮下）（《本事方》）

四治黄连丸，治五疳八痢。（连珠黄连一斤，分作四分，一分用酒浸炒，一分用自然姜汁炒，一分用吴萸汤浸炒，一分用益智仁同炒，去益智，研末，白芍酒煮焙四两，使君子仁焙四两，广木香末二两，蒸饼和丸，绿豆大，每三十九，米饮食前下，忌猪肉冷水）（《韩氏医通》）

变通丸方治赤白下痢，肠风下血，（黄连去毛，吴萸汤泡过，各二两，同炒香），拣出各为末，以粟米饭和丸，桐子大，各收，赤痢甘草汤下黄连丸，三十九。白痢，姜汤下吴萸丸三十九。赤白痢，各用十五丸米汤下。（此浙西河山纯老方）

黄连枳壳丸治痔病秘结（黄连、枳壳等分，为末，迷糊丸，米饮下）（《医方大成》）

用大蒜捣丸，治脾积食泄。（黄连二两为末，大蒜捣和丸，桐子大，白汤下）（《活人心统》）

羊肝丸治肝经不足，风热上攻，头目昏暗羞明，及障翳青盲。（黄连一两为末，羊肝一具，去膜，擂烂和丸，梧子大，每食后，暖浆水下十四丸）（**刘禹锡《传信方》**）。

和槐花轻粉，熨烂弦风眼（黄连、槐花等分，加轻粉少许，为末，男儿乳汁和之，饭上蒸过，帛裹之，熨眼上，三四次即效，屡试有效）。（**仁存方**）

黄连为末，搽齿牙热痛。（恶热不恶寒者热痛也）。（**李楼奇方**）

黄连汁煎，黄土治小儿食土。（小儿食土奇病也，即以黄连汁所炒之土晒干与食）（**《童子秘诀》**）

搽痈疽肿毒（黄连、槟榔等分，为末，以鸡子清调搽之，无论已溃未溃，皆可用，热痛者必效）（**王氏简易方**）

合干姜为末，治中巴豆毒。（下痢不止者，水服二钱）。（**《肘后方》**）

胡黄连

（宋《开宝本草》）山草类

别名

割孤露泽（**时珍曰**：此胡语黄连也，以其性味功用似黄连，故名之。）

产地及形状

原出波斯国，后则南海，及秦陇间亦有之。苗类夏枯草，根头似鸟嘴，折之内似鸲鹆眼者良。其干茎似杨柳枯枝，心黑外黄，折之尘出如烟者，乃真。

气味

苦，平，无毒。

主治

补肝胆，明目；治骨蒸劳热，三消，五心烦热，妇人胎蒸，虚惊，冷热，泄痢，五痔；厚肠胃，益颜色；浸入乳汁，点目，甚良。（**苏恭说**）

（按：心窝及手足心为五心。三消者，消而多饮为上消，肺热也，即膈消；多食善饥为中消，胃热也，即消中；渴而小便数为下消，肾热水亏也）

《**开宝本草**》云：治久痢成疳，小儿惊痫，寒热不下食，霍乱下痢，伤寒咳嗽，温疟，理腰肾，去阴汗。

朱震亨曰：去果子积。

宜忌

恶菊花、玄参、白鲜皮，解巴豆毒，忌猪肉，令人泄精。

用量

同黄连。性类黄连而不过寒，胃弱者，用代黄连。

处方

佐栀子蜜炒，猪胆汁和丸，治伤寒劳复。（身热大小便赤如血色者，用胡黄连一两，山栀子三两，去壳，入蜜半两，拌和，炒微焦。为末，用猪胆汁和丸，相子大，每服十九。生姜两片，乌梅一个，童便三合，浸半日去滓，食后暖小便令温，吞之）

合灵脂为末，猪胆汁合丸，治小儿疳热，（肚腹潮热，发焦，以胡黄连五钱、灵脂一两，为末，雄猪胆汁和丸，米汤下）

胡黄连末，涂手足心，治婴儿赤目。（茶调涂之即愈。）（《**济急仙方**》）

合穿山甲烧存性，等分，为末，茶调，涂痈疽疮肿。

黄芩

（《本经》中品） 山草类

别名

腐肠（《**本经**》）、空肠（《**别录**》）、内虚（《**别录**》）、妬妇（《**吴普**》）、内实者名子芩（**弘景**）、条芩（《**纲目**》）、独尾芩（《**唐本草**》）、鼠尾芩。

陶弘景曰：圆者名子芩，破名宿芩，其腹中皆烂，故名腐肠。

时珍曰：芩者，黔也，黄黑之色，宿芩乃旧根，多中空，外黄内黑即今所谓片芩，故又有腐肠、妬妇诸名，妬腹心黯，故以比之。

子芩乃新根多内实，即今所谓条芩。或云西芩多中空而色黑，北芩多内实而深黄。

产地及形状

出川蜀，河东，陕西，诸处。

恭曰：宜州、郾州、泾州者佳，兖州者大宝，名独尾芩，苗长尺余，茎干粗如筋，叶从地四面作丛生，类紫草；亦有独茎者，叶青色，两两相对。六月开花紫色，根如知母，长四五寸，入药用根。

气味

苦，平，无毒。（**张元素曰**：气凉味苦甘，气厚味薄，浮而升，阳中阴也。入手少阳阳明经）

主治

诸热黄疸、肠澼、泄痢、逐水、下血闭、恶疮疽、蚀、火疡。（《**本经**》）

按：热与火不同，诸热多在阳分，火或在阴分，黄芩入三焦、大肠气分，所以主热。黄疸之为病，有脾受湿、受热，土色黄，逼越在外，故发黄也，但大别有阳黄、阴黄之分，黄芩主治阳黄。

肠澼泄痢，为大肠之郁热，大肠与肺为表里，黄芩清肺，故主之。逐水者，逐肠中之水；下血闭者，攻肠中之蓄血；恶疮疽蚀者，败疮蚀烂而不收口也；火疡者，火伤疮也，皆热毒皆肌肤，阳明主肌肉，泻阳明之热，故能解肌肉之毒也。

学说

李杲曰：黄芩之中枯而飘者，泻肺火，利气消痰，除风热，清肌表之热。细实而坚者，泻大肠火，养阴退阳，补膀胱寒水，滋其化源。高下之分，与枳实、枳壳同例。

苏颂曰：张仲景治伤寒心下痞满泻心汤，凡四方皆用黄芩，以其主诸热、利小肠故也。又太阳病下之利不止，喘而汗出者，有葛根黄芩黄连汤。及主妊娠，安胎散，亦多用之。

按：仲景治少阳证，小柴胡汤；太阳少阳合病，下痢，黄芩汤；少阳症下后心下满而不痛，泻心汤并用之。盖皆热在阳分也，故仲景有云，少阳证腹中痛者，去黄芩加芍药；心下悸，小便不利者，去黄芩加茯苓；二者病不在热，故去之也。

张元素曰：黄芩之用有九：泻肺热一也；清上焦皮肤风热风湿二也；去诸热三也；利胸中气四也；消痰膈五也；除脾经诸湿六也；夏月须用七也；妇人产后养阴退阳八也；安胎九也。

宜忌

山茱萸、龙骨为之使，恶葱实，畏丹砂、牡丹、藜芦。得厚朴、黄连止腹痛；得五味子、牡蒙、牡蛎，令人有子；得黄芪、白蔹、赤小豆，疗鼠瘘；得酒上行；得猪胆汁，除肝胆火；得柴胡退寒热；得芍药，治下痢；得桑皮泻肺火；得白术，安胎圣药。

用量

散剂三钱，汤服自一钱至一两。

处方

一味**黄芩汤**，治验蒸发热，肤如火疗（**李东垣方**）。（**时珍曰**：予年二十时，因感冒咳嗽，既久且犯戒，遂病骨蒸发热，肤如火疗，每日吐痰碗许，烦渴怯暑，寝食几废，六脉洪浮。遍服柴胡、麦冬、荆沥诸药月余，益剧，皆以为必死矣。先君偶思李东垣治肺热如燎，烦躁引饮而昼甚者，气分热也，宜一味黄芩汤，遂按：方用片芩一两，水二盏煎一盏，顿服，次日身热尽退而痰嗽皆愈）。

合黄连、黄柏等分为末，蒸饼丸，名三补丸，治上焦积热，泻五脏火。（《**丹溪纂要**》）

片芩酒浸透晒为末，茶调，名清空膏，治少阳、太阳头痛。（**东垣《兰室秘藏》**）

醋浸七次为末，醋糊丸，治经水不断，名**芩心丸**。（妇人，四十九岁，天癸当住。不住者，用条芩心二两，米醋浸七日，炙干又浸，如此七次，为末，醋糊丸，桐子大，每服七十丸，空心温酒下，日二服。）（《**瑞竹堂方**》）

条芩、白术等分炒为末，米饮和丸，或加神曲，能安脂清热。（《**丹溪纂要**》）

专黄芩煎服，治热盛吐衄下血，及妇人漏血。（**庞安时《平病论》**）

柴胡

（《本经》上品） 山草类

苏恭曰：茈，古柴子，上林赋茈姜，《尔雅》茈草，并作茈，检本草无名柴胡者。

别名

地薰（《**本经**》）、芸蒿（《**别录**》）、山菜（《**吴普**》）、茹草（《**吴普**》）。

李时珍曰：茈胡生山中，嫩可茹，老则采而为柴，故苗有芸蒿、山菜、茹草之名，而根名柴胡也。张仲景《伤寒论》尚作茈字。

产地及形状

古生关中、陕北及江湖间，以银州产者为良。**陈承曰**：柴胡以银夏者最良，根如鼠尾，长一二尺，香味甚佳，而市人每以同华者代之，然亦胜他处者，盖银夏地方多沙。同华亦沙苑所出也。**李时珍曰**：银州即今延安府（按：延安府属陕西，在明朝已名延安府），所产柴胡，长尺余，而微白且软，不易得也。

北地所产者，如前胡，而软，今人谓之北柴胡，入药亦良；南土所产，不似前胡，证如蒿根，强硬不堪用。

其苗有如韭叶者，竹叶者，以竹叶者为胜。

又云，近时有一种根似桔梗、沙参，白色而大，市人以伪充银柴胡，殊无气味。

按：《纲目拾遗》云：银柴胡乃另一种，专用治劳热骨蒸，色白黄而大，与柴胡不同。今药市柴胡，类分两种，施用不同，以下分载之。

气味

苦，平，无毒。（**张元素曰**：气味俱轻，阳也，升也，少阳经药，引胃气上升，苦寒以发散表热）

主治

心腹肠胃中结气，饮食积聚，寒热邪气，推陈致新，久服轻身，明目，益精。（**《本经》**）。

（**叶天士曰**：柴胡气平，禀天中正之气，味苦无毒，得地炎上之味，胆者中正之官，相火之府，所以独入足少阳胆经，气味轻升，阴中之阳，乃少阳也。其主心腹胀胃中结气者，脏腑共十二经，凡十一脏取决于胆。

柴胡轻清，升达胆气，胆气条达，则十一脏从之宣化，故心腹胀胃中凡有结气，皆能散之也。

其主饮食积聚者，盖饮食入胃，散精于肝，肝之疏散，又藉胆为生发之主也。

少阳经行半表半里，少阳若受邪，并于阴则寒，邪并于阳则热。柴胡和解少阳，故主寒热邪气也。

柴胡入少阳以生气血，故能推陈致新。

久服清气上行，则阳气自强，所以轻身。

脏腑之精华上奉，所以明目。清气上行，则阴气下降，所以益精）

学说

苏颂曰：张仲景治伤寒，又大小柴胡汤，及柴胡加龙骨、柴胡加芒硝等汤。故后人治寒热，此为要药。

李杲曰：柴胡能引清气而行阳道，伤寒外有热则加之，无热则不加也。又能引胃气上升，升腾而行，春令者宜加之。

又凡诸疟，以柴胡为君，随所发时，所在经分，佐以引经之药。

十二经疮疽中，须用柴胡以散诸经血结气聚，功与连翘等也。

宜忌

半夏为之使，恶皂荚，畏女菀、藜芦，得桔梗、大黄、石膏、麻仁、甘草佳。以水煮，入硝石，疗伤寒，寒热头痛，心下烦满。

李氏曰：以黄芩为佐行手足少阳，以黄连为佐行手足厥阴。用时勿犯火与铁，阴虚火动，阳气升者，并禁用。

用量

自五分至三钱。

处方

合甘草治伤寒余热。（伤寒之后，邪入经络，体受积热者，并治伤寒时气伏暑仓卒，病者，用柴胡四两，甘草一两，每用三钱，水一盏，煎服）（**许学士《本事方》**）

同人参、半夏、黄芩、甘草、枣、姜，名**小柴胡汤**。治少阳寒热。

同白芍、甘草、枳实，名**四逆散**。治胸胁痛，四肢厥冷。

同黄芩等分，治积热下痢。（**《济急方》**）

《千金方》治眼目昏暗（柴胡六铢，决明子十八铢，治节，人乳汁和，敷目上，久之夜见五色）

［附药］

银柴胡

味甘，微寒，色微白。

治虚劳肌热骨蒸，劳疟，热从髓出，小儿五疳羸热。（《拾遗》）

按：银柴胡，功在除虚劳，去潮热，不似柴胡之升散，治劳宜之。

前胡

（《别录》中品） 山草类

产地及形状

陕西梁汉，及江淮荆襄，诸处，皆有之。

李时珍曰：前胡有数种，以苗高一二尺，色似斜蒿，叶如野菊而细瘦，嫩时可食。秋月间黪白花，类蛇床子花，其根皮黑，肉白，有香气者为真，大抵北地者为胜。故方书称北前胡。（按：北地即太行山之东北）

气味

苦，微寒，无毒。

（**甄权曰**：甘辛平。按：辛与苦相近，平即微寒，凡植物苦不烈者，皆含甘味也）

主治

痰满，胸胁中痞，心腹结气，风头痛，去痰下气，治伤寒寒热，推陈致新。明目，益精。（《别录》）

学说

李时珍曰：前胡味甘辛，气微平，阳中之阴，降也，乃手足太阴阳明之药，与柴胡纯阳上升入少阳、厥阴者不同也。

其功长于下气，故能治痰热喘嗽、痞膈呕逆诸疾。气下则火降而痰亦降矣，所以有推陈致新之功，为痰气要药。

按：前胡能降，为受风邪而生痰涎之要药，无实热与外感者，忌用。

宜忌
与柴胡略同。

用量
自数分至三钱。

处方
专前胡捣筛蜜为丸，熟水下，治小儿夜啼。（《**普济方**》）

防风

（《本经》上品） 山草类

别名
铜芸（《**本经**》）、茴芸（《**吴普**》）、茴草（《**别录**》）、屏风（《**别录**》）、蕳根（《**别录**》）、百枝（《**别录**》）、百蜚（《**吴普**》）。

（**时珍曰**：防者，御也。其功疗风最要，故名屏风者，防风隐语也。曰芸、曰茴、曰蕳者，其花如茴香，其气如芸蒿、蕳兰也）

产地及形状
山东、湖北、江苏、河南处均有之。（**苏恭曰**：出齐州龙山最善，溜州、兖州、青州者亦佳）茎叶俱青绿色，茎深而叶淡，似青蒿而短小，春初嫩紫红色。

五月开白花，中心攒聚作大房，似莳萝花，实似胡荽子而大。根土黄色。

（**苏颂曰**：又有石防风出河中府。根如蒿根而黄，叶青花白。亦疗头风眩痛。**吴绶云**：以黄色而润者为佳，白者不堪用。

《别录》曰：又头者令人发狂。又尾者，发痼疾）

气味

甘，温，无毒。（诸家或曰辛，或曰小寒。**张元素曰**：味辛而甘，气温，气味俱薄，浮而升，阳也。手足阳明经本药。）

主治

大风，头眩痛，恶风，风邪目盲无所视，风行周身骨节疼痛，久服轻身。（《本经》）。

叶天士曰：肝为风木，其经与督脉会于颠顶。大风之邪入肝，则行于阳位，故头眩痛，其主之者，温以散之也。

伤风则恶风，恶风者，在表之风也。肝开窍于目，目盲无所见，在肝经之风也，风行周身，在经络之风也。

骨节疼痛，风在关节而兼湿也，有湿则伤风而痛也，脾主肌肉，湿则身重矣。久服轻身者，风剂散湿且引清阳上达也。

学说

张元素曰：防风治风通用，身半以上之风邪用身，身半以下之风邪用梢，治风去湿之仙药也。能泻肺气实，若误服，则泻人上焦元气。

李杲曰：防风乃药中润剂也，若补脾胃，非此引用不能行。凡脊背痛、项强、腰似折、项似拔者，乃手足太阳证，正当用之。凡疮在胸膈以上，虽非太阳证，亦当用之，为其能散结去上部也。

宜忌

得黄芪，乃相畏而相使，其功愈大；得葱白能行周身；得泽泻、藁本疗风；得当归、芍药、阳起石、禹余粮，疗妇人子脏风。畏萆薢，杀附子毒，恶藜芦、白蔹、干姜、芫花。

用量

自数分至六七钱，唯用解砒霜毒可数两。

处方

同枳壳、甘草，末服，治老人大肠秘涩。（防风、枳壳麸炒一两，甘草五钱，为末，食前白汤服二钱）（《简便方》）

同白芷等分为丸，治偏正头风。（《普济方》）

同南星等分末服，治破伤中风。（南星、防风为末一两，以童便煎服）。（**经验后方**）

专用防风炙赤为末，酒调服，治妇人崩中，名**独圣散**。每用一钱，以面糊酒调下，更以面糊酒投之，一方加炒黑蒲黄，等分。（**经验方**）

同白芍、黄芪治表虚自汗。

散服二三两，新汲水调灌，治误食砒石毒。

专用煎汁饮，解乌头、附子、天雄毒，亦解芫花毒。

又解野菌毒。（**并《千金方》**）

又解诸药毒。（已死但其心间温暖者，乃是热物犯之，只用防风一味，调冷水灌之）（**《积善堂方》**）

独活

（《本经》上品）　山草类

羌活附

别名

羌活（**《本经》**）、羌青（**《本经》**）、独摇草（**《别录》**）、护羌使者（**《本经》**）、胡玉使者（**《吴普》**）、长生草。

弘景曰：一茎直上不为风摇，故名，故曰独活。

《别录》曰：此草得风不摇，无风自动，故名独摇草。

大明曰：独活是羌活母也。

时珍曰：独活以羌中来者为良，故有羌活、胡玉使者诸名，乃一物二种也。正如川芎、抚芎，苍、白术，入药微有不同，非二物也。

产地及形状

古生雍州及陇西，本西羌之地（陇西在周为西羌，今甘肃省），故《本经》独活一名羌活。后则蜀汉各处亦有之，以紫色而节密者为羌活，黄色而作块者为独活。

《本经》只有独活一种，并无羌活，因产自西羌，故一名羌活。

而叶天士、陈修园解《本经》则皆谓羌活，一名独活，张隐庵亦未能辨明。

但今人施用不同，要为一类二种，应分释之，而《本经》之文则属独活。

独活

气味

苦，甘，平，无毒。（**张元素曰**：独活微温，甘苦辛，气味俱薄，缓而升，阳也。足少阴肾行经，气分之药）

主治

风寒所袭，金疮，止痛，奔豚，痫，痓，女子疝瘕，久服轻身耐老。（《本经》）。

（**叶天士曰**：主风寒所袭，金疮止痛者，金疮为风寒所袭，则血气壅而不行，其痛更甚，此则苦能泄，甘能和，所以血行而痛止也。

奔豚者，肾水之邪如豚奔而犯心也，此能燥湿制肾，所以助之。

痫者，风症也，痓者，湿流关节之症也，女子疝瘕多行经后，血瘕风湿而成，此能平风胜湿、散血，救主之。

久服则脾湿能散，心血能和，所以轻身耐老也）

羌活

气味

苦，辛，温。

主治

贼风，失音不语，多痒，手足不遂，口面㖞斜，遍身瘘痹，血癞。

（**甄权**）

张元素曰：独活足少阴行经气分之药，羌活手足太阳行经风药，并入足厥阴少阴经气分。

学说

苏恭曰：疗风宜用独活，兼水宜用羌活。

王好古曰：羌活气雄，独活气细。

雄者治足太阳风湿相搏，头痛，肢节痛，一身尽痛者，非此不能除，乃却乱反正之主君药也；细者治足少阴头风、头痛、两足湿痹，不能动止者，非此不能治，但不治太阳证耳。

（按：二乃祛风之药，血虚者宜慎用）

宜忌

蠡实为之使，得酒良。

张元素曰：独活与细辛同用，治少阴头痛、头晕、目眩，非此不能除。羌活与川芎同用，治太阳少阴头痛，透关利节，治督脉为病，脊强而厥。

用量

末服自数分至五钱，煎服自数分至一两，以淫羊藿拌蒸二日，晒干去藿用，免烦人心。

处方

专用独活酒煎治中风、口噤、通身冷、不知人者。（《**千金方**》）

用萝卜子同炒香，只取羌活为末，每服二钱，温酒下，治风水浮肿。

（《**本事方**》）

合松节等分，酒煮饮之，治历节风痛。(《外台秘要》)

合防风、红豆等分为末，嗅鼻，治太阳头痛。(《玉机微义》)

专用羌活煎汁，治肝脏经垂奇疾。(人睛忽垂至鼻如黑角塞痛不可忍。或时时大便血出痛，名曰肝胀，专用服数盏，自愈。)(夏子益《奇疾方》)

细辛

(《本经》上品) 山草类

别名

少辛。(**苏颂曰**：华州真细辛，根细而味极辛，故名细辛。《山海经》云：浮戏之山，多少辛。《管子》曰：五沃之土，群药生少辛)

产地

生华阴山谷。

形状及辨似

叶如葵，赤黑，一根一叶相连。(李当之，寇宗奭所言皆同。

李时珍曰：博物志言杜仲乱细辛，自古已然矣。

沈氏所说甚详，大抵能乱细辛者，不止杜仲，皆当以根苗色味细辨之。

叶似小葵，柔茎，细根直而色紫，味极辛者，细辛也；叶似马蹄，茎微粗，根曲而黄白色，味亦辛者，杜仲也；一茎直上，叶端生叶如伞，根似细辛，微粗而黄白色，味辛微苦者，鬼督邮也；似鬼都邮而色黑者，及己也；叶似小葵，根似细辛，微粗长而黄色，味辛而有臊气者，徐长卿也；叶似柳而根似细辛，粗长黄白而苦者，白薇也；似白薇而白直，味甘者，白前也)

采收用法

雷敩曰：凡使细辛，切去头子，以流水浸一宿，暴干用，须捡去双叶者，服之害人。

气味

辛，温，无毒。（《本经》）

主治

咳逆上气，头痛、脑动、百节拘挛，风湿痹痛、死肌，久服明目，利九窍，轻身延年。

张隐庵曰：细辛辛温，一茎直上，其色赤黑，禀少阴泉下之水阴，而上交于太阳之药也。

少阴为水脏，太阳为水腑，水气相通，行于皮毛，内合于肺，若循行失职，则病咳逆上气，而细辛能治之。

太阳之脉起于目内眦，入颠络脑，若循行失职，则病头痛脑动，而细辛亦能治之。

少阴不合太阳，则风湿相浸，痹于筋骨，则为百脉拘挛，痹于腠理，则为死肌，而细辛兼能治之。

所以能治者，以气胜之也。

学说

寇宗奭曰：治头面风痛不可缺此。

张元素曰：细辛气温，味大辛，气厚于味，阳也，升也，入足厥阴、少阴血分，为手少阴引经之药。香味俱细，故入少阴与独活相类，以独活为使治少阴头痛如神，亦止诸阳头痛，温少阴之经，散水气以去内寒。

成无己曰：水停心下不行，则肾气燥，以辛以润之，细辛能行水气而润燥。

李时珍曰：气之厚者，能发热，阳中之阳也，辛温能散，故诸风寒风湿、头痛痰饮、胸中滞气、惊痫者宜用者。

口疮喉痹，𧏾齿诸病用之者，取其能散浮热，亦火郁则发之之义也。（按：此症系外用非煎服也）。辛能泻肺，故风寒咳嗽上气者宜用之；辛能补肝，故胆气不足、惊痫、眼目诸病宜用之；辛能润燥，故通少阴及耳窍，便涩者宜用之。

按：细辛能发热，故阳盛者不可服用，仲景治少阴证，用麻黄附子细辛汤。可知少阴缺此不可。

宜忌

徐氏曰：得归、芎、芍、芷、牡丹、藁本、甘草，疗妇人病，得决明、鲤鱼胆、青羊肝，共疗目痛，恶黄芪、狼毒、山茱萸，忌生菜、狸肉，畏硝石、滑石，反藜芦。

用量

陈承曰：细辛非华阴者不得为真，若单用末，不可过一钱，多则气闷塞不通者死，虽死无伤。今年开平狱中，当治此。不可不记。（非有毒单不识多寡耳。）

按：不过一钱之说，陈修园极非之。然陈承本言真细辛，又单用末服，乃令气闷塞，近世真者已难得，且非单用及末服，自不必拘于一钱也。

处方

专用细辛为末，吹鼻治鼻中息肉。（《圣惠方》）

细辛末融黄蜡为丸，名聪耳丸，治诸般耳聋。（绵裹塞耳，即愈。）

（**龚氏经验方**）

细辛末吹鼻中，治暗风卒倒。（**危氏**《得效方》）

专用煮浓汁和漱，治口疮蜃齿。（《圣惠方》）

合黄连等分为末，漱涎，治口舌生疮。（《三因方》**名兼金散**）

升麻

（《本经》上品）山草类

别名

周麻。（**李时珍曰**：《别录》作周麻，按：《广雅》及《吴普本草》，皆云升麻一名周升麻，或指周地也）

产地及形状采收

苏颂曰：今蜀汉、陕西、淮南、州郡皆有之，以蜀川者为胜。春生苗，高三尺许。叶似麻叶，并青胞。四五月着花，似粟穗，白色。六月后结实，黑色。根如蒿根，紫黑色，多须，用根。

李时珍曰：今取里白外黑而紧实者，谓之鬼脸升麻，去须及头颃，锉用。

气味

甘，苦，平，微寒，无毒。

张元素曰：性温味辛、微苦，气味俱薄，浮而升，阳也。为足阳明太阴引经药，得葱、白芷，亦入手阳明太阴。

李时珍曰：升麻、柴胡引升发之气上行。

主治

解百毒，杀百精老物，殃鬼，辟瘟疫、瘴气、邪气、虫毒，入口皆吐出。中恶，腹痛，时气毒疠，头痛，寒热，风肿，诸毒，喉痛，口疮，久服不夭，轻身长年。

按：《本经》言升麻甘、苦，平，微寒，是以能解百毒，且可久服。至张元素则谓性温味辛，乃升浮之性，非阳气下陷者不可妄用。何与经文相左乎？

要知古之升麻，生益州，形细而黑，极坚实，有鸡骨升麻之称，后世产者，皆形虚大，味薄，迥非古者可比。故经文主治不可拘泥，当以后儒之言为准。

学说

张元素曰：补脾胃药，非此为引用不能取效，脾痹非此不能除。其用有四：手足阳明引经，一也；升阳药于至阴之下，二也；去至高之上及皮肤风邪，三也；治阳明头痛，四也。

李杲曰：升麻发散阳明风邪，升胃中消气，又引甘温之药上升，以补卫气之散，而实其表。故元气不足者，用此于阴中升阳，以缓带脉之缩急。凡胃虚伤冷、郁过阳气于脾土者，宜升麻、葛根汤以升散其火郁。

李时珍曰：升麻引阳明清气上行，柴胡引少阳清气上行。此乃禀赋素弱、元气虚馁及劳役饥饱生冷，内伤脾胃，引经最要药也。

升麻葛根汤乃发阳明风寒药也，时珍用治阳明郁遏及元气下陷诸病、时行赤眼，每有殊功。

时珍又曰：升麻能解痘毒，唯初发热时可用，解毒，痘已出后、气弱或泄泻者，亦可少用。其升麻葛根汤，则见斑后，必不可用，为其散也。

宜忌

引葱白，散手阳明风邪；引石膏，止阳明齿痛；人参、黄芪，非此引之不能上行；得泽泻，一升一降，能升清降浊；同葛根，能发阳明汗；同丹砂服食，能养生。解莨菪毒。

用量

煎服不过一钱。

处方

同葛根、白芍、甘草，名升麻葛根汤。治阳明热邪。

同石膏、知母、麦冬、竹叶，治阳明风热。

同川连、红曲、滑石、白芍、甘草，治痢。

同犀角、黄芩、朴硝、栀子、大黄、倍豆豉，微热捣丸，名七物升麻丸，能避瘴明目。

用醋磨，涂肿毒卒起。

同生地煎汤漱咽，治胃热齿痛。

藁本

（《本经》中品）芳草类

别名

藁茇（**苏恭曰**：根上苗下，似禾藁，故名藁本，本者根也。**李时珍曰**：《山海经》名之曰藁茇）。

产地及形状

西川、河东及衮州（今山东）、杭州，皆有之。叶似白芷。香，又似川芎，但川芎似水芹而大，藁本叶细尔。五月有白花，七八月结子，根紫色，根入药。

气味

辛，温，无毒。（**张元素曰**：气温，味苦，大辛无毒。气厚味薄，升也，阳也，足太阳本经药）

主治

妇人疝瘕，阴中寒，肿痛，腹中疾，除风头痛，长肌肤，悦颜色。（《别录》云：可作沐药要面脂。可知悦颜色乃外用，非服食也）

学说

张元素曰：藁本乃太阳经风药，故治太阳头痛、颠顶痛、大寒犯脑痛，痛连齿颊。以其气雄壮，寒气郁于本经，头痛颠顶痛者，非此不能除也。

王好古曰：治督脉为病，脊强而厥。

李时珍曰：治痈疽，排脓内塞。

宜忌

恶䕡茹，畏青葙子。与木香同，用治雾露之邪，中于上焦，与白芷同，作面脂，治风去湿。

用量

煎服至二三钱。

处方

专于煎汤，治风湿客胃作泄。（**邵氏《闻见录》**云：夏英公病泄，太医以虚治不效，霍翁饮以藁本汤而止）

合苍术治大实心痛，已用利药，再用此彻其毒。（藁本半两，苍术一两，水煎服）（**《活法机要》**）

煎汤浴，治小儿疥癣。（藁术煎汤浴之，并以浣衣）（**《保幼大全》**）

合白芷为末，干擦发，去头屑。（藁本、白芷等分为末，夜擦旦梳，垢自去也）（**《便民图纂》**）

秦芄（音交）

（《本经》上品）

别名

秦爪、秦纠（**苏恭曰**：秦芄本作秦纠，与纠同。**李时珍曰**：芄出秦中，以根作罗纹交纠者佳，故名秦纠）

产地及形状

产陕西。（**苏颂曰**：今河陕州郡多有之。其根土黄色而相交纠，长一尺许。枝干高五六寸，叶婆婆连茎梗，俱青色，如莴苣叶。六月中开紫花，似葛花。当月结子。每于春秋采根，阴干。

雷敩曰：秦芄须于角文处认取，左文则为秦，治疾。右文则为芄，即发脚气。凡用秦以布拭去黄白毛，用还元汤浸一宿，晒干用。

李时珍曰：秦艽但以左文者为良，分秦与文为二名。误矣）

气味

苦，平，无毒。（张元素曰：气微温，味苦辛，阴中微阳，可升可降，入手阳明经。）

主治

寒热邪气，寒湿风痹，肢节痛，下水，利小便。

按：经文上言，主寒热邪气，终言下水利小便，是风药而能下行者也。大凡风药，多上行而耗血，唯此独异。汪切庵谓为风药中润剂，散药中补剂，故风湿在下者宜之。

学说

《**别录**》云：疗风无问久新，通身挛急。

张元素曰：除阳明风湿，及手足不遂、口噤牙痛、口疮，肠风泻血，养血荣筋。

李时珍曰：秦艽手足阳明药也，兼入肝胆。故手足不遂，黄疸烦渴之病，须之。取其去阳明之湿热也。阳明有湿则有体酸痛、烦热，有热则日晡潮热、骨蒸。所以《圣惠方》治急劳烦热、身体酸疼，用之为君也。

宜忌

菖蒲为之使，畏牛乳。（按：此亦相畏相使者，合用力倍增）得柴胡则一升一降。已劳热，以酒浸。

用量

末服可一钱，煎汤可至五钱。

处方

生用酒浸，取汁，治酒疸劳疸。（伤酒发黄，或因劳发黄，多痰涕，目有赤脉，益憔悴，或面赤恶心者，用秦艽一两，锉作两贴，每贴用酒半升，浸绞取汁，空腹服或利便止，饮酒入屡效）

合牛乳煮服，治黄疸及疮症、发背初起。（秦艽三两，牛乳一升，芒硝六钱，治黄疸，心烦口干，小便赤者）（**孙真人方**）

凡疮毒发背初起，在疑似之时，便以秦艽牛乳煎服，得便快利，三五次即愈。（**崔元亮验方**）

合柴胡、甘草，末服，治小儿骨蒸潮热、减食瘦弱。（秦艽、柴胡各一两，甘草五钱，为末，每服三钱，白汤下）（《**圣惠方**》）

合甘草、薄荷，治急劳烦热，身体酸疼。（秦艽、甘草炙等分，薄荷减半，每服二钱，水煎服）（**钱乙方**）

合冬葵子等分为末，酒服，治小便难。（或转胞腹满，闷尿不得出，不急治杀人，用秦艽、冬葵子合一两，煎服分二服）（《**圣惠方**》）

续断

（《本经》上品）茎草类

别名

接骨（《**别录**》）。（**李时珍曰**：续断接骨，皆以功命名也）

产地形状并辨似

产四川。以根上节节断皮，黄皱者，为真。

（**李时珍曰**：续断之说不一，桐君言是蔓生叶是荏。

李当之、范汪并言是虎蓟，《**日华子**》言是大蓟，一名山牛蒡，苏恭苏颂皆言叶似苎麻，根似大蓟。

而《**名医别录**》复出大小蓟条，颇难依据。但云自汉以来，皆以大蓟为续断，相永久矣。

今人所用以川中来，色赤而瘦，折之有烟尘起者为良，郑樵通志，谓范汪所说者，乃南续断，盖以别川续断耳）

气味

苦，微温，无毒。

主治

伤寒，补不足，金疮，痈疡，折跌，续断骨，妇人乳难，久服益气力。

（按：《本经》《伤寒》补不足，《纲目》、陈修园皆同，唯叶天士氏则作伤中，补不足。谓续断气温，禀木风而入肝；味苦，得火味而入心；心主血，中之守也。血虚则中伤。肝者，阳中之少阳，生气血者也。

所以主伤中补不足者，补肝经之不足也。陈修园氏曰：气味苦温，为少阴阳明，火土之气化，故寒伤于经络而能散之。

痈疡结于经络而能疗之，折跌筋骨有伤而能补不足，蓄其断绝。益气力者，亦强筋壮骨之功也。

续断有肉有筋，如人筋在肉中之象，而色带紫黑，为肝肾之象，此以形为治也。

按：经文此药治在筋骨，当以伤寒为是）

学说

甄权曰：去诸温毒，通宣血脉。

大明曰：助气，补五劳七伤，破癥结瘀血，消肿毒、阳风、痔瘘、乳痈、瘰疬，妇人产前后一切病，胎漏，子宫冷，面黄，虚肿，缩小便，止泄精，尿血。

宜忌

地黄为之使，恶雷丸。凡采得根，横切锉之，又去向里硬筋，以酒浸一日，焙干，入药用。

用量

煎服不过五钱。

处方

合平胃散为末，煎服，治时行痢疾。

（**李时珍曰：**宋张叔潜知剑州，见人病血痢，医用平胃散一两，入川续断末二钱半，每服二钱，水煎服，即愈。

其后会稽，时行痢疾，叔潜之子以方传人，往往有效，小儿痢服之

尤验）

合杜仲、枣肉为丸，治妊娠胎动。（川续断酒浸，杜仲、姜汁炒去丝，各二两为末，枣肉煮烂，杵如丸，桐子大，每服三十丸，米饮下。凡两三月每坠胎者，预宜服此）

专用续断皮煎服，治产后诸疾。（血晕心闷烦热，厌厌气欲绝，心头硬，乍寒乍热。用续断皮一握，水三升煎二升，分三服，如人行一里时，再服无所忌。此药能救产后垂死）（《子母秘录》）

蛇床

（《本经》上品）芳草

别名

蛇粟、牆蘼。（**李时珍曰**：蛇虺喜卧其下，食其子，故有蛇床蛇粟诸名。其也似蘼芜，故名牆蘼，又曰虺床、虺米、马床之名，《尔雅》云，盱蛇床也）

产地及形状

古生荠临溜，及扬州、襄州。后世则各处下湿地皆有之。

叶似小叶芎䓖，花白色，如碎米攒簇。

三月生苗，高二三尺，其子两片合成。

似莳萝子而细，亦有细棱。以子入药。

凡使须用浓蓝汁，并有部草根自然汁，同浸一伏时，沥出晒干，再用生地汁相拌，蒸之，仍晒干用。

气味

苦，平，无毒。

主治

男子阴痿、湿痒，妇人阴中肿痛，除痹气，利关节，癫痫，恶疮，久服轻身，好颜色。

学说

李时珍曰：蛇床乃右肾命门、少阳三焦气分之药，神农列之上品，不独补助男子，而又有益妇人，世人舍此而求补药于远域，岂非贵耳贱耳乎。

按：蛇床乃《本经》上品之药，而读《本经》诸家，如叶天士、陈修园等，皆不录之。盖以此为起阳之品，嫌于诲谣乎。然如子宫寒冷、带下，及产后阴脱、大肠脱肛诸疾，蛇床乃为要药，其补虚祛风去湿之功甚大，外用尤效。岂可舍而不录乎。

宜忌

恶牡丹、贝母、巴豆，伏硫黄。

用量

外敷不拘多少，煎服不过二钱。

处方

同五味子、菟丝子，蜜丸。治男子阳虚阴痿。（《千金方》）

蛇床子为末，合白粉，治妇人子宫寒冷。（蛇床子仁为末，入白粉少许，和匀如枣大，绵裹纳之。自然温也）（《金匮玉函方》坐药方）

外用治产后阴脱。（蛇床子五两，乌梅十四个，煎汤洗之）（《千金方》）

合甘草煎服，治大肠脱肛。（蛇床子、甘草各一两为末，每服一钱，白汤下。并以蛇床子末敷之）（**经验方**）

合黄连、轻粉吹耳，治耳中淫疮。（蛇床子、黄连各一钱，轻粉一字为末，吹耳中）（《全幼心鉴》）

合烛烬同研，火煎汤漱，治风虫牙痛。（蛇床子烛烬同研，涂痛牙。）（《千金方》）

用蛇床子煎汤，乘热漱，立止牙痛。（《集简方》）

专用煎汤，熏洗痔疮肿痛。（《简便方》）

菊花

（《本经》上品）隰草类

别名

节华、日精（**埤雅云**：菊本作蘜，省从鞠，劳也。九月华事，至此而穷尽矣。节华之名，取其应节候也。

《**抱朴子**》云：仙方所谓日精即菊也。）

产地及形状种类

古产雍州及邓州，今以杭州者为佳。单叶小花九月开花者入药。

（**李时珍曰**：菊之品九百种，宋人刘蒙泉等有菊谱，尚不能尽收也，大抵以单叶味甘者入药。

甘菊始生于山野，今则人皆栽植之，其花细碎。蕊如蜂窠，中有细子；嫩叶及花皆可炸食；白菊花稍大，味不甚甘，亦秋月采之。

张华《**博物志**》言：菊有两种，苗花如一，唯味小异。

范至能《**菊谱**》言：甘菊一种可食，仍入药。其余黄白二花，管苦味，虽不可饵，而皆可入药，其治头风，则白者尤良）

气味

甘，淡，微苦，平，无毒。（《**本经**》曰：苦平。《**别录**》曰：甘。

李杲曰：苦甘寒，可升可降，阴中阳也）

按：菊花实兼甘苦，若但苦不甘，乃为苦薏不入药矣。

主治

诸风头眩肿痛，目欲脱泪出，皮肤死肌，恶风湿痹，久服，利血气，轻身，耐老，延年。

学说

甄权曰：治头目风热，风旋倒地，脑骨疼痛，身上一切游风令消散，利血脉，并无所忌。

王好古曰：主肝气不足。

按：菊花有黄白之分，甘苦之别，诸家所言各异。谓黄者入阴分，白者入阳分，紫者入血分，或谓得金水之精英，能益金水二脏。要之除头目风眩为要药，其力微薄。若风入经络，则不能取效也。

宜忌

术及枸杞根、叶根、白皮，青葙叶为之使。无忌。

用量

多少无禁，至少二钱。

处方

菊花合石膏、川芎末服，治风热头痛。（三味各三钱，为细末，每服钱半，茶水调下）（《简便方》）

合谷精草、绿豆衣为末，以干柿饼煮服，治瘢痘入目。（瘢痘毒入目，生翳障者，用白菊花、谷精草、绿豆衣，等分为末。每用一钱，以干柿饼一枚，粟米泔一盏，同煮，候泔尽，食柿，日食三枚，浅者五七日，远者半月见效）（《仁斋直指方》）

合红椒、地黄汁为丸，名**双美丸**。治眼目昏花。（甘菊花一斤，红椒去目六两，为末。用鲜生地汁和丸，梧子大，每服五十九，临卧清茶下）（《瑞竹堂方》）

鲜菊花捣汁饮，治疔肿，垂死可活。（《尉后方》）

苦薏（即野菊花）

《拾遗》

产地及状态

处处泽畔有之，茎如马兰，花如菊，但比菊叶薄且小而多尖，花小而蕊多，如蜂窠状。

气味

苦，辛，惨烈，气温，有小毒。（**朱震亨曰：服之伤胃气**）

主治

破血，妇人腹内有宿血者宜之。治痈肿，疔毒，瘰疬，眼息。（《纲目》）

处方

连茎捣烂，酒煎。治痈疽疔肿。（**一切肿毒服之，取汗即愈，以渣敷患处。**）（**孙氏《集效方》**）

风伤卫有汗，寒伤营无汗，此易知者也。盖卫外而营内，即卫浅而营稍深。营主血，卫主气。

风缓而寒急，寒生营，营血内涩，不能外通于卫，卫气闭固，津液不行，故无汗发热而憎寒也。

风伤卫，卫气外泄，不能内护于营，营气虚弱，津液不固，故有汗发热而恶风也。

由是言之，卫气闭固，即表实卫气外泄，即表虚。表实应发汗，故经文特揭出发表出汗四字。

可知汗应出而不得出者，应用此为斩关夺门之将。

经所谓开鬼门也，若有汗自不必用，即无汗而非寒水之邪所固闭者，亦不得用也。

用量

顿服不过二钱。

处方

同杏仁、甘草、桂枝、生姜、大枣，治伤寒营症。（**按：麻黄、桂枝、甘草、杏仁四味为麻黄汤，此方加姜以助其热，而和其中，方出叶天士**）

合大黄、杏仁，用雪水制，名**伤寒雪煎**。（**麻黄十斤去节，杏仁四升去皮熬，大黄一斤十二两，先以雪水五石四升渍麻黄于东向灶釜中，三**

宿后纳大黄，搅匀桑薪，煮至三石，去滓，纳杏仁目煮至六七斗去铜器中。更以雪水三斗合煎至二斗四升药成，为丸，弹子大，有病以沸白汤五合研一丸服之，立时汗出而愈）（《千金方》）

合附子、甘草，治水肿脉沉。（《金匮要略》）

合半夏为末蜜丸，治心下悸病。（《金匮要略》）

宜忌

厚朴、白薇为使，恶辛或石韦。

李时珍曰：凡用须佐以黄芩，则无赤眼之患。

《别录》曰：不可多服，令人虚。

《朱肱活人书》：夏月须加石膏、知母，凡服麻黄，须避风一日，不尔病复作也。

麻黄根节

气味

甘，平，无毒。

主治

止汗，夏月虽粉扑之，用故竹扇杵，或蒲扇柄为末，又牡蛎粉、粟粉，并麻黄根等分，为末，生绢袋装之。盗汗出，即扑手摩之，取效。

又方，治诸虚自汗。（黄芪、麻黄根各一两，牡蛎米泔浸，煅过为散，每服五钱，浮小麦百个，煎汤送下）（《和剂局方》）

又方，用麻黄根、黄芪等分为末，麦面糊作丸，每用浮麦汤下。（《谈野翁试验方》）

葛根

（《本经》中品）蔓草类

别名

鹿藿（《别录》）。（**李时珍曰**：鹿食九草，此其一也，故名鹿藿）

产地

古产南康庐陵，今则沿江一带均有之。

形状

有野生，有家种。藤蔓延长，蔓紫叶青，叶有三尖，如枫叶而长，其花成穗，紫色，荚如小黄豆荚，有毛，其子扁扁，其根外紫内白，取根入药。

气味

甘，辛，平，无毒。（《别录》曰：生根汁大寒，盖似鲜生地。**王好古曰**：气平味甘，升也，阳也。阳明经行经的药也）

主治

消渴，身大热，呕吐，诸痹，起阴气，解百毒。

叶天士曰：其主消渴者，辛甘以升腾胃气，气上则津液生也。其主身大热者，气平为秋气，能解大热也。

脾有湿热则壅而呕吐，葛根升发胃阳，胃阳鼓动，则湿热下行而呕吐止矣。

阴者，从阳者也。人身阴气脾为之原，脾与胃和，胃阳动，则脾阴益亦起也。

学说

甄权曰：治天行上气呕逆，开胃下食，解酒毒。

大明曰：治胃膈烦热发狂，止血痢，通小肠，排脓，破血，敷蛇虫咬伤。

苏恭曰：猘狗伤，捣汁饮，并末敷之。（按：以上皆言解毒之功）

张元素曰：升阳生津，脾虚作渴者，非此不除。但勿多用，恐伤胃气，又曰头痛如破，乃阳明中风，可用葛根葱白汤。为阳明仙药。

徐用诚曰：葛根气味俱薄，轻而上行，浮而微降，阳中阴也。其用有四：止渴一也，解酒二也，发散表邪三也，发疮疹难出四也。

按：《十剂》云，轻可去实，麻黄、葛根之属是也。

此言其上行发表与麻黄并论，然麻黄治太阳经寒邪，而葛根则入阳明，解肌热，为脾胃虚弱泄泻灵药。

所入经络不同，气温气平迥别。

故仲圣治太阳阳明合病，桂枝汤内加麻黄、葛根。

又有葛根黄芩黄连解肌汤，盖阳明为燥金，主肌肉，古用以生津液也。

宜忌

杀野葛，巴豆，百药毒。

用量

煎服自一钱至一两。

处方

葛根合豆豉、生姜汁，治数种伤寒。

（《**伤寒类要**》云：天行时气，初觉头疼、内热、脉洪者，葛根四两，水二升，入豉一升，生姜汁少许，煮取半升，服之）

按：訾时气即瘟病也，古时伤寒包温病言。

合香豉，治头痛发热。（头痛热甚，二三日，以葛根五两，香豉一升，童便八升，煎取二升，分三服，食葱粥取汁）（**梅师方**）

合生地、香豉，末服，能预防热病。（葛根四、生地二、豉一，为散，食后米汤下。）（**庞安常方**）

鲜葛根捣汁服，能辟瘴气不染。（《**圣惠方**》）

并治衄血，及酒醉昏睡。（《**千金方**》）

〔附药〕

葛花

甘平。主消酒，肠风下血。

防己

（《本经》中品）蔓草

别名

解离（《本经》）。（**李杲曰**：防己如险健之人，能首为乱阶，若善用
之，亦能御敌，其名或取此义，解离因其纹解也）

产地及形状

产汉中，及川黔各省亦有之。其茎如葛蔓延，其根外白内黄，如桔
梗，内有黑纹，如车辐解者良。

（**苏颂曰**：防己黔中亦有之，但汉中出者，破之文作车辐解，黄实
而香，茎梗甚嫩，苗叶小类牵牛，折其茎一头吹之，气从中贯，如木
通然。

他处者，清白虚软，又有腥气，皮皱上有丁足子，名木防己。

雷敩曰：凡使勿用本条。色黄腥，皮皱，上有丁足子，不堪用，唯
要心有花纹，黄色者，细锉，以车前草根相对，蒸之半日，晒干取用。

按：丁足子者，言其皮上有丁高起也）。

气味

辛，平，无毒。（**张元素曰**：大苦辛寒，阴也，泄也）

主治

风寒湿疟，热气，诸痫，除邪，利大小便。

（陈修园曰：风寒温疟者，感风寒而患，但热不寒之疟也。热气诸痫者，心有热而患牛马猪羊鸡诸痫也。

叶天士曰：除邪者，辛平之品，可除湿热之邪也，小便出于膀胱，气化乃出，防己气平能化气，故利小便，味辛可润肠，故利大便也）

学说

陶弘景曰：防己是疗风水要药。

陈藏器曰：治风用木防己，治水用汉防己。

张元素曰：去下焦湿肿及痛，并泄膀胱火邪，必用汉防己，乃太阳本经药也。

李杲曰：十剂云，通可去滞，通草、防己之属是也。夫防己大苦寒，能泻血中湿热，通其滞塞，亦能泻大便，补阴泻阳，助秋冬，泻春夏。

此暝眩之药也，大抵闻臭则可恶，下咽则令人身心烦乱，饮食减少，至于十二经有湿热，壅塞不通，及下注脚气，除膀胱湿热，而庇其基本，非此不可，无可代之者，真行经之仙药也。

若夫饮食劳倦，阴虚生内热，元气亏虚，以此泻大便，则重亡其血，不可用一也。

又如人大渴引饮，是热在上焦肺经气分，宜渗泄，而防己下焦血分药，此不可用二也。

外伤风寒，邪传肺经，气分湿热，而小便黄赤，以至不通，此上焦气病，禁用血药，此不可用三也。（按：今药店中，防己只有一种）

按：防己为下焦血分之药，应无疑义，《别录》言去膀胱热，张元素言泻脚气，甄权言主风水肿。去膀胱热，非指下焦而言乎，独陈修园乃重诋李东垣，已过矣。

按：《本经》言利大小便者，殊不多见，唯见于此。此外如大黄，则曰利水谷；于车前子，则曰通小便；于茯苓则曰主口焦舌干，利小便；于猪苓则曰利水道；于滑石则曰主癃闭，利小便；于秦艽，则曰下水利小便。

可治疗风水者，能利小便，必入下焦血分，乃能兼利大小便也。血分之药，病在气分者，自不可用；下焦之药，病在上焦者，自不可用也。

宜忌

杀雄黄毒，恶细辛，畏草薢、女菀、卤碱、伏硝石，得酒良，合黄芪用则不伤气。

用量

煎服可二三钱。

处方

合茯苓、黄芪、桂枝、甘草，名**防己茯苓汤**。治皮水浮肿。按之没指不起，水气在皮肤中，不恶风，而四肢聂聂动者，防己茯苓汤主之。（防己、黄芪、桂枝各三两，茯苓六两，甘草三两，每服一两，煎服）（**仲景方**）

合黄芪、白术、甘草，加姜、枣，名**防己黄芪汤**。治风水，湿盛身重。（黄芪、防己各一两，白术七钱半，炙草五钱，加姜枣煎服）（**金匮要略**》）腹痛甚者加白芍。

上方又治风湿相搏，关节沉痛，微肿恶风者。

同防风、葵子，治小便淋涩。（各三物，本防己汤，三味各等分）（**千金方**》）

木通

（《本经》中品）蔓草

别名

古名通草，子名燕覆。（**李时珍曰**：有细孔，两头皆通，故名通草，即今之木通也。今之通草，乃古之通脱木也。其说与苏颂同，今从之）

产地及形状

汉中、江淮、湖南均有之。藤生，蔓大如指，其茎大干者，可二三寸。一支五叶，夏秋开花，有紫白二色，结实如小木瓜，食之甘美。

（**李时珍曰**：紫花者皮厚味辛，白花者皮薄味淡，《本经》言味辛，《别录》言味甘，是二者皆可用）

气味

辛，平，无毒。

（**李杲曰**：味甘而淡，气平味薄，降也，阳中阴也）

按：今之木通，实味淡不辛。

主治

除脾胃寒热，通利九窍，血脉关节，令人不忘，去恶虫。

（**叶天士曰**：饮入于胃，游溢精气，上输于脾，脾气散精，上归于肺，肺气通调水道，乃下输膀胱。如水道不通，则饮留于脾胃，而发寒热矣。木通入肺，以通水道，故除脾胃寒热也。气平则利，味辛则通，九窍通利，则血脉关节亦通也。心藏神而属火，水道通则心火有制，神清能不忘也。虫生于湿热，能去湿热故去恶虫也）

学说

《别录》曰：疗脾疸，常欲眠。

（**按**：即经令人不忘之义，可知不得眠者忌之矣。）

治耳聋，散痈肿、齆鼻（鼻多浊涕不已）、息肉（息肉生小疣），堕胎。（以上皆通利之效，通利太过，故堕胎）去三虫。

陈藏器曰：利大或小便，令人心宽下气。（按：此即去气滞之义）

李杲曰：通经利窍，导小肠火。

李时珍曰：木通手厥阴，心包络，手足太阳小肠膀胱之药也，故上能通心清肺，治头痛，利九窍，下能泻湿热，利小便，通大肠，治遍身拘痛。盖其泄丙丁之火，则肺不受邪，能通水道，则津液自化，而湿热皆除。故古方导赤散用之，亦泻南补北、扶西抑东之意。

按：十剂曰：通可去滞，防己、通草之属是也。大抵通利之药，皆施于有余之证，气实而滞者宜之。若证非有余而妄用之，是谓虚虚，则害甚矣。人但知防己性峻，而木通之力亦峻，故及之。

宜忌

得甘草、茯苓良。

用量

可二三钱。

处方

同生地、炙甘草，等分，加竹叶，治面赤口干便赤。（**钱氏方**）

专用浓煎服，治妇人血闭。（**孟洗方**）

同生地、甘草、赤茯苓、竹叶，为末，**名导赤散**，泻小肠火。

同白茯苓、泽泻、车前子、猪苓、灯心，治癃闭。

通脱木（即通草）

别名

离南（《**尔雅**》：离南，活茺，即通草也）

产地及形状

生江南，高丈许，叶似荷而肥，茎中瓢正白，以白瓢中藏，脱去皮似木，乃得，故名通脱木。

气味

甘，淡，寒，无毒。（**李杲曰**：甘平，降也，阳中阴也。）

主治

利阴窍，治五淋，除水肿，癃闭，泻肺。

学说

李杲曰：阴窍涩而不利，水肿闭而不行，用之立通。故因有通草之名也。

按：通草色纯白，味甚淡，肺经药也，然其力微，降而不骤，虚者宜之。

宜忌

诸药无忌。

用量

少难取效，至少三钱。

处方

通草瓦上烧存性，研末二钱热酒下，牙关紧闭者灌之，治洗头风痛。（**王璆《百一选方》**）

紫苏

（《别录》上品）芳草

别名

赤苏（《肘后方》）、桂荏（《尔雅》）。

李时珍曰：苏乃荏类，而味更辛如桂，故谓之桂荏，曰紫苏者，以别白苏也。

产地及形状辨似

处处有之，沿江尤多，叶紫而气香。

陶弘景曰：其无紫色不香，似荏者，名野苏，不堪入药。

李时珍曰：其茎方，其叶圆，而有尖，四围有锯齿，肥地生者，面背皆紫，瘠地生者，面青背紫。其面背皆白者，即荏也，亦曰白苏。

雷敩曰：薄荷根茎，大似紫苏，但叶不同耳，薄荷茎性燥，而苏性和也。茎、叶、子皆入药。

气味

辛，温，无毒。

主治

除寒热，治一切冷气，解肌，发表，宽中，消痰，利肺气，和血，温中，治心腹胀满，解鱼蟹毒。

学说

李时珍曰：紫苏近世要药也，其味辛入气分，其色紫入血分，故同橘皮、砂仁，则行气安胎，同藿香、乌药，则温中止痛。同香附、麻黄，则发汗解肌。同当归、川芎，则和血散血。同木瓜、厚朴，则散湿解暑，治霍乱脚气。同桔梗、枳壳，则利膈宽肠。同杏仁、莱菔子，则消痰定喘也。

寇宗奭曰：紫苏其气香，其味微辛甘，能散，今人朝夕饮紫苏汤，甚无益。医家谓芳草致豪富之疾，此其一焉。若脾胃寒之人，多致滑泻，往往不觉。

按：紫苏茎叶皆发散而行气，性温能除寒。行气之药，过服必虚，此理之当然也，然正气散中用之，以能祛不正之气也。

宜忌

不可同鲤鱼食，生毒疮，所宜可参学说。

用量

煎服可至三四钱。

处方

同橘皮，治感寒上气。（苏叶三两，橘皮四两，酒煎，分再服）（《肘后方》）

专用捣汁饮，治霍乱胀满。（《肘后方》）

专用煮汁饮，治食蟹中毒。（《金匮要略》）

伤损出血不止者，以苏叶蘸所出血捼烂传之，血不作脓，且愈后无瘢痕。（《永类钤方》）

[附药]

苏子

辛，温，无毒。主治除寒温中。

《日华子》曰：调中益五脏，止霍乱呕吐，反胃，补虚劳，肥健人，利九小便，破癥结，消五膈，消痰，止嗽，润心肺。

按：《日华子》极言苏子之功，未免扬之太过，实则苏子为下气利膈之药，气行则痰降，而大小便之因痰与气结滞者，可愈矣。宜忌用量与苏叶同。

水苏

（《本经》中品）

别名

鸡苏、香苏（以其味香）、龙脑薄荷（俗呼为龙脑薄荷）。

产地及形状

下泽水侧多有之（**苏恭曰**：苗似施覆，两叶相当，味香，清济河间人，名为水苏，江左如名为荠苧，《吴普》谓之鸡苏）。茎叶入药。

气味

辛，微温，无毒。

主治

下气，杀谷，除饮食，辟口臭，去邪毒，辟恶气，久服通神明，轻身耐老。

学说

李时珍曰：鸡苏之功，专于理血下气，清肺辟恶，消谷，故太平《和剂局方》治吐血、衄血、唾血、咳血、下血、血淋、口臭、口苦、口甜、喉腥、邪热诸病，有龙脑薄荷丸，用治血病，果有效也。

宜忌

解诸鱼毒，得生地良。

用量

每服自一钱至八钱。

处方

专用煎汁饮，治吐血下血。（**梅师方**）

焙研末采饮一钱，治吐血咳嗽。（《**纲目**》）

同香豉持搓塞鼻，止鼻衄。（**梅师方**）

同防风为末，温水调下，治同上。（《**圣惠方**》）

同生地等分为末，冷水服，治同上。（《**局方**》）

同麦冬、川芎、桑皮、黄芪、甘草、生地，为末，蜜丸，治脑热鼻渊。（《**圣济总录**》）

薄荷

（《唐本草》）芳草

本名

菝蔺（**音拔活，李时珍曰**：薄荷俗称也，陈世良《食性本草》作菝蔺门，甘泉赋作茇葀，字林作茇苦，则知薄荷以音近而字讹也）。

产地形状

处处有之，江浙尤多，较胜，故谓之苏薄荷。方茎赤色，其叶对生，初长形长而头圆，及长大则光。苏州者茎小而气芳，江西者稍粗，川蜀者更粗，茎叶入药。

气味

辛，凉，无毒。

主治

通利关节，发毒汗，去愤气，破血止痢，疗伤风头痛，去心脏风热，清头目，利咽喉，治疮疥，风瘙瘾疹，含漱去舌胎，煎汤洗漆疮，塞鼻止衄血，涂蜂蜇蛇伤。

学说

张元素曰：薄荷，辛凉，气味俱薄，浮而升，阳也。故能去高颠及皮肤风热。

陈士良曰：薄荷能引诸药入营卫，故能发散风寒。

王好古曰：薄荷手足厥阴气分药也，能搜肝气，又主肺盛有余，肩背痛。

甄权曰：新病瘥人勿食之，冷人虚汗不止，瘦弱之人食之，动消满病。

李时珍曰：戴原礼治猫咬，取其汁涂之，有效。取其相制也。

陆农师曰：薄荷，猫之酒也；犬，虎之酒也；桑椹，鸠之酒也；芮草，鱼之酒也。

宜忌

得酒良，煎服宜佐生姜。

用量

干者自数分至一钱。

处方

专川为末，蜜丸，芡实大，能清上化痰。(《简便方》)

同蝉蜕等分为末，酒调服，治风气瘙痒。(《永类钤方》)

姜汁浸泡，洗赤烂眠弦。(薄荷以生姜汁浸一夜，晒干为末，每用一钱，沸汤泡洗) (**经验方**)

合皂荚、连翘、青皮、陈皮、黑丑，丸服，治瘰疬结核。(鲜薄荷二斤取汁，皂荚一挺，水浸，去皮，捣取汁，于石器内熬膏，入连翘末半两，青皮、陈皮、黑丑各一两，皂荚仁一两半，同捣和丸，梧子大，每服三十九，连翘汤下) (《济生方》)

鲜薄荷汁绵裹，塞鼻，治衄血。(**许学士《本事方》**)

荆芥

（《本经》中品）芳草

别名

假苏，以其味入姜芥，故《别录》谓之姜芥，荆芥以音相近也。

产地及性状

初生汉中，今则处处川泽有之，原是野生，以入药，遂多栽莳二月布子，生苗，方茎细叶，似独帚菜而狭小，淡黄绿色，八月开小花，小作穗成房，房内有子，黄赤色，连穗入药。

气味

辛，温，无毒。

主治

寒热，鼠瘘，瘰疬，生疮，破结聚气，下瘀血，除湿痹。（**陈修园**曰：所主皆少阳相火、厥阴风木之症，寒热往来，鼠瘘、瘰疬、生疮等症，乃少阳之为病也。

荆芥辛温，以发相火之郁，则病愈矣。肝不散精，则气滞，而为积聚。肝藏血，肝气滞则血亦滞，而为瘀。

荆芥能达肝木之气，则病愈矣。除湿痹者，能调水道故也）

学说

张元素曰：荆芥辛苦，气味俱薄，浮而升，阳也。

王好古曰：肝经气分药也，能搜肝气。

李时珍曰：荆芥入足厥阴气分，其功长于祛风邪、散瘀血、破结气、消疮毒，盖厥阴乃风木，主血，而相火寄之。故风病、血病、疮病，为要药。其治风也，贾丞相称为再生丹（贾丞相，似道也），许学士谓有神圣功。

戴院使评为产后要药，萧存敬呼为一捻金。陈无择谓为举卿古拜散，荆字举卿切，荆字古拜切，盖隐语以密其方也。

夫其无故而得此隆誉哉。

按：荆芥气薄而浮，发散上焦风邪，最为良药。故甄权氏谓治口面㖞斜，陈士良氏谓主伤寒头痛，头旋目眩，手足筋急。

李时珍氏谓其散风热，清头目，利咽喉，消疮肿，治项强，目中黑花。盖皆经验之言也。

孟诜氏曰：作菜食久，动渴疾，熏人五脏神。

陶弘景曰：方药不复用。

苏颂亦曰：古方稀用，近世为要药。

大抵古者当作菜食，或和茶饮，而入药时少，岂知散风行血，却有殊功乎。

宜忌

反驴肉，无鳞鱼，犯之杀人，得酒良。

用量

每服自数分至三钱。

处方

同石膏末服，茶调，治风热头痛。(《永类钤方》)

专用为末酒服，名**荆芥散**，治中风口噤。(此方出曾公谈录，其子名顺病中风口噤，已沉重，服之立愈。故贾似道谓之再生丹也。每服二钱，酒调)

荆芥穗乃微焙，每服三钱，童便调服，**名愈风散**。治产后中风口噤，手足瘛疭，角弓反张者。

(**姚僧坦集验方**，以酒服，名如圣散，陈氏方，举卿古拜散，萧存敬用古钱煎汤服，名一捻金。戴原礼《证治要诀》，名独行散。王贶指迷方，加当归等分。)

合桃仁、杏仁、甘草，治产后血眩血晕。(风虚精神昏冒者。芥穗一两三钱，桃仁五钱为末，水服三钱，若喘，加杏仁、甘草各三钱)

（《保名集方》）

微炒末服米饮下，治大便下血。（每服二钱）（**经验方**）

荆芥茎根下段煎汤，洗瘰疬溃烂。（《**活法机要**》云：煎汤温洗良久，日三四次，其效如神。若烂破紫黑，以针刺出血，用樟脑、雄黄等分为末，麻油调扫上，出水，次日再洗再扫，以愈为度）

芥穗末，酒服三钱，治风气头痛，头旋目眩。（《**龙本论方**》）

香薷

（《别录》中品）芳草

别名

香菜（**李时珍曰**：薷本作菜。《**玉篇**》曰：菜菜苏之类是也，其气柔，故以名之）

产地及形状

生中州以南，有野生，有家莳。中州人呼为香菜。以家家作菜生食也。

方茎尖叶，有刻缺，颇似黄荆叶而小，九月开紫花成穗，有细子，细叶者高数寸，叶如落帚，即石香薷也。

均可入药。用茎叶须九月着穗时乃采之。

主治

霍乱腹痛吐下，散水肿。（按：香薷为夏月发散之药，所谓霍乱腹痛吐下者，因或霍乱而腹痛，或吐下也。暑为阴症，夏时而受寒邪，唯此最宜，散水肿，因风热而患水肿也，亦有余之症）

学说

陶弘景曰：霍乱煮饮，无不瘥者，作煎除水肿尤良。

朱震亨曰：香薷属金与水，有彻上彻下之功，解暑利小便，又治水甚捷，以肺得之，则清化行，而热自除也。

李时珍曰：世医治暑病，以香薷饮为首药，然暑有乘凉饮冷，致阳气为阴邪所遏，遂病头痛、发热、恶寒、烦躁口渴，或吐或泻，或霍乱者，宜用此药，以发越阳气，散水和脾。

若饮食不节，劳役作丧之人，伤暑大热大渴，汗泄如雨，烦躁喘促，或泻或吐者，乃内伤之症，必用清暑汤人参白虎汤之类，以泻火益元可也。

若用香薷，世重虚其表，又济之以热矣。盖香薷乃夏月解表之药，如冬月之用麻黄，气虚者，尤不可多服。

宜忌

不可炒，忌犯火，忌山白桃。

用量

煎服，每次勿过三钱。

处方

同厚朴、白扁豆，为散服，名**香薷饮**，治伤暑头痛，腹痛，呕吐，肢冷等症。（香薷一斤，厚朴姜汁炙，白扁豆炒，各半斤，为散，每服五钱，水二盏，酒半盏，煎一盏，水中沉冷，可连进二服）（《**和剂局方**》）

专用煎汁服，为丸，名**香薷煎**，治水病洪肿。（用香薷数十斤，锉入釜中，以水淹过三寸，煮便力尽，去滓澄之。再煎至可丸，为丸如梧子大。先服五丸，日渐增之，以小便利则愈）（**胡洽居士方**）

加白术末一钱半，和丸，亦治水肿。（《**外台秘要**》）

专用煎汁服，治舌上出血。（《**肘后方**》）

藿香

（宋嘉佑本草）芳草

别名

兜娄婆香。（**李时珍曰**：《楞严经》云，坛前一兜娄婆香煎水洗浴，即此。按：藿香古出海边国。故梵经言之）

产地形状

古出交趾国，近则广东，及沿江亦有之，方茎有节，中虚，叶微似茄，茎叶入药。（按：豆叶曰藿，此药似之，故名）

气味

辛，微温，无毒。（**张元素曰**：气厚味薄，浮而升，阳也。**李杲曰**：入手足太阴经）

主治

风水毒肿，去恶气，止霍乱，心腹痛。

学说

苏颂曰：脾胃吐逆，此为要药。

李杲曰：芳香之气助脾胃，故霍乱能止呕逆，进饮食。

王好古曰：温中快气，治肺虚有寒、上焦壅热，又曰手足太阴之药。故入顺气乌药散，则补肺；入黄芪四君子汤，则补脾也。

按：藿香能和脾理气。故霍乱吐逆者为要药，气厚味薄，辛香发散，故又入肺。凡夏月感寒者最宜，即平时理脾温中，亦可用为佐使也。

宜忌

得陈皮、香附良。

用量

末服，每一二钱，煎服可至三钱。

处方

同陈皮等分，煎服，治霍乱吐泻。(《百一选方》)

合香附为末服，能升降诸气。(《经效济世方》)

合滑石、丁香，为末服，米泔调下，治暑月吐泻。(《**禹讲师经验方**》)

专用煎汤噙漱，治口臭。(《**摘玄方**》)

香附子

(《别录》中品) 芳草

别名

莎草 (音跋，此《别录》本名也，后世简称香附子，李时珍《纲目》，作莎草香附子)、候莎 (《尔雅》云：薃候莎，其实缇 (薃音浩)，又云苔夫须也。(苔笠名) 笠为贱夫所须，故名夫须，其根相附，连须而生，可以合香，故谓之香附子。**苏恭曰**：此草，其根香附子)。

产地形状

去产河南及淮南，后则处处田泽有之。叶如老韭而硬，光泽有剑脊棱。五六月中抽一茎，三棱，中空。茎端后出散叶，开青花，成穗如黍，中有细子，其根有须，须下结子一二枚，转相延生，子大者如羊枣而头尖，米得去毛，晒干用。

气味

甘，微寒，无毒 (成生用，或炒用，炒过不寒。有酒炒、醋炒、盐炒、小便炒诸法)

主治

通行十二经八脉气分，利三焦，解六郁，治霍乱、吐泻、腹痛、积聚、忧愁痞满、肾与膀胱冷气、痈疽疮疡、夫人月候不调诸病。

学说

王好古曰： 香附治膀胱两胁气，妗心忪少气，是能益气，乃血中之气药也。又能逐去瘀血，是推陈也。又曰，香附阳中之阴，血中之气药，凡气郁血气必用之。炒黑能止血，治崩漏，此妇人之仙药也。多服亦能走气。

朱震亨曰： 香附用童便浸过，能总解诸郁。凡血气必用之药，引至气分而生血，此正阴生阳长之义。

李时珍曰： 香附乃足厥阴肝、手少阳三焦气分主药，而兼通十二经气分。生则上行胸膈，外达皮肤；熟则下走肝肾，外彻腰足；炒黑则止血；得童便浸炒，则入血分而补虚；盐水炒，则入血分而润燥；酒浸炒，则行经络；醋浸炒，则消积聚；姜汁炒，则化痰饮。

得参术则补气；得归芍则补血；得木香则疏滞和中；得檀香则理气醒脾；得沉香则升降诸气；得苍术、川芎，则总解诸郁；得栀子、黄连，则降火热；得茯神则交济心肾；得茴香、破故纸，则引火归元；得厚朴、半夏，则决壅消胀；得紫苏、葱白，则解散邪气，乃气药之总司、女科之主帅也。

按： 香附子生用与熟用不同，各种炒法，其性乃变。正如蒲黄之生用行血，而炒黑止血相似。可知本来之力微，故随炮制而转移。虽通行十二经气分，乃气药之卒徒，不能为主帅也。

宜忌

得童便、醋、川芎、苍术良，并参李氏说。

用量

单服可二三钱，古方多为末，或为丸。

处方

专用为末，蜜丸，名**一品丸**。治气热上攻，项痛诸病。（香附去皮，

水煮一时，焙为末。炼蜜丸。弹子大，每服一丸）（《奇效良方》）

合沉香、砂仁、甘草，末服。治一切气病。（香附四两，砂仁四钱八卜，甘草一两二钱，为末，每服一钱，入盐少许，白汤点服）（《和剂局方》）

合良姜为末，名**独步散**，治心脾气痛。（香附醋浸炒为末，良姜酒洗七次炒，为末，各封收，因寒者姜二附一，因气者附二姜一，因气与寒者，各等分，以米汤入姜汁盐少许，调服，七次能除根）（**白氏方外奇方**）

合茯苓、甘草、橘红，名**抑气散**。治妇人气盛血虚头晕腹满。（香附四两、橘红二两、茯苓、甘草各一两，为末，每服二钱白汤下）（《济生方》）

兰草

（《本经》上品）芳草类

别名

水香（《**本经**》）、佩兰（**俗名**）、古名兰（**毛诗**）、都梁香（以生都梁山下得名）。

按：《本经》兰草，列于上品，泽兰列于中品，类分两种。而纲目则谓兰草、泽兰一类二种。

诸家之说，各有异同。自李时珍有兰花、兰草之别，谓兰花有叶有花无枝，可玩而不可纫佩，不入药；兰草其绿叶，紫茎，素枝，可级可佩，故今从之。

而药肆名兰草为佩兰叶矣。

按：《本经》标明兰草，草皆有茎，是茎叶并入药也。

产地形状

产福建，及江淮间。（**李时珍曰**：山兰即兰草之生山中者，绿叶紫茎素枝茎圆）

气味

辛，平，无毒。

主治

利水道，杀蛊毒，辟不祥，久服益气，轻身不老，通神明。

按：《本经》凡言利水道者，皆利气之品，虫毒生于不洁，兰草能杀之者，即《内经》除陈气之义。

久服益气，以行气之功，非补气也。兰芳香得天地正气，故能辟不祥通神明也。

学说

雷敩曰：生血调气养营。

李杲曰：其气清香，生津止渴，润肌肉。治消渴胆瘅。

李时珍曰：按：《素问》曰，五味入口藏于脾胃，以行其精气。津液在脾，令人口甘，此肥美所发也。其气上溢，转为消渴，治之以兰，除陈气也。

（按：消渴起于气上溢，可知兰草能下气，故治之）

宜忌

无忌。解中牛马毒，防己为之使。

用量

少用无力，煎服至少三四钱。

泽兰

（《本经》中品）芳草

别名

都梁香（**陶弘景**）、根名地笋（《**嘉祐本草**》）。（**李时珍曰**：其根可食，故名地笋。**陶氏曰**：生于泽旁，故名泽兰。**李时珍曰**：此草可为香，不独指其生泽旁也）

产地形状

古生汝南，后则处处有之。生下湿地，茎方似兰而大。

气味

苦，辛，微温，无毒。（或曰甘，或曰苦辛，或曰酸。今之泽兰实苦辛）

主治

金疮，痈肿，疮脓。产后百病，通九窍，利关节，养血气，破宿血，通小肠。

学说

苏颂曰：妇人方中，最为急用。古人治妇人，泽兰丸甚多。

李时珍曰：兰草泽兰，气香而温，味辛而散，阴中之阳，足太阴厥阴经药也。喜芳香，肝宜新散，脾气舒则三焦通利，而正气和。

肝郁散，则营卫流行，而病邪解。兰草走气分，故能利水道，除痰癖，杀虫辟恶，而为消渴良药。

泽走血分，故能治水肿，涂痈毒，破瘀血，消癥瘕，而为妇人要药。

虽是一类，而功用稍殊。正如赤白茯苓、芍药，补泻皆不同也。

雷敩曰：雌者调气生血，雄者破血通积，正合二兰主治。（按：雷

氏此言，是泽兰为雄而兰草为雌也）

宜忌
用量，与兰草同。

处方
用防己等分，末服二钱，治产后水肿。（《备急方》）

鲜泽兰，捣敷，治疮肿初起。（《集简方》）

高良姜

（《别录》中品）芳草

别名
蛮姜，子名红豆蔻（宋《开宝本草》，有红豆蔻，即此）。

产地及形状
古产高良郡。（陶隐居言此姜始生高良郡，故得此名）

（**李时珍曰**：高良即今高州也）

汉为高良县，其地山高而稍凉，因此为名。

按：高州在清时仍为高州府，广东省属也。

后乃出广东，及四川、贵州，皆有之。其苗如芦，叶如姜，花作穗，嫩叶卷之多蕊，淡红于桃杏花，蕊重则下垂，如葡萄。每蕊有心两瓣，子名红豆蔻，取根炒过入药。

气味
辛，大温，无毒。（**张元素曰**：辛温，纯阳，浮也。入足太阴阳明经）

按：大温犹言极热也。辛则烈，其性燥。

主治
暴冷，胃中冷逆，霍乱腹痛，解酒毒，消宿食，健脾胃，宽噎膈，破冷癖，除瘴疟。

学说

杨士瀛曰：噎逆胃寒者，高良姜为要药，佐以参苓，为其温胃、解散胃中风邪也。

按：良姜大温辛烈，除腹中冷痛，其力甚雄。

故孙思邈《千金方》言，心脾冷痛，用高良姜细锉微炒，米饮服。盖辛烈之品，过服必损真气，米饮以缓之也。

杨氏谓佐以参苓，亦以救其弊也。

张仲景用干姜之方，必佐以甘草、大枣，况此较干姜烈性更甚乎。

宜忌

得酒良，人参、茯苓、粳米为佐。妊娠忌服。

用量

煎服，每剂勿过三钱。

处方

合粳米、大枣，治霍乱呕吐。（高良姜生锉二钱，大枣二枚，水煎冷服。以粳米粥压之）（《普济方》）

合五灵脂末服，治心脾冷痛。（高良姜三钱，灵脂六钱为末，每服三钱，醋汤调下）（《永类钤方》）

同干姜九服，能去冷消痰，宽胸下气，治心脾疼，及一切食伤。（高良姜、干姜等分，炮研末，面糊丸，梧子大，每食后橘皮汤下十五九，妊妇勿服）（《和剂局方》）

合全蝎焙为末，漱牙，治风牙痛肿。（《百一选方》）

为末搐鼻，治头痛。（《普济方》）

草豆蔻

（《别录》下品）芳草

别名

草果（《别录》原名豆蔻，宋《开宝本草》名为草豆蔻，今以别于肉豆蔻也，故谓之草豆蔻，以或入果部，可作果食。故又谓之草果）。

李时珍曰：元朝饮膳，皆以草果为上供，盖以梅汁临渍之也。

产地及形状

古产南海，今出福建、广东，而广西、云南亦有之。大如龙眼，而形稍长，其皮色黄白，薄而棱峭，其仁大如缩砂仁，而辛香。

（**李时珍曰**：草豆蔻与草果虽一物，然微不同，草豆蔻大如龙眼而长，草果则大如诃子，辛而臭不香，采得去皮，暖炒，取仁入药）

气味

辛，温，涩，无毒。（**王好古曰**：大辛热，阳也，浮也。入足太阴、阳明经）

主治

温中，下气，止霍乱，一切冷气，心腹痛，呕吐，消酒毒，去口臭气，治瘴疠寒疟，泻痢，噎膈反胃，妇人恶阻带下，开郁破气，杀鱼肉毒，制丹砂。

学说

朱震亨曰：草豆蔻性温，能散滞气，消膈痰，若明知身受寒邪，日食寒物，胃脘作疼，方可用之，如鼓应桴。或湿痰郁结，成病者，亦效。若热郁则不可用，恐积温成热也。

李时珍曰：豆蔻能入太阴、阳明，除寒燥湿，有开郁化食之力而已。南地卑下，山岚烟瘴，饮啖酸咸，脾胃常多寒湿郁滞之病，故食料用之相宜。然过多则生脾热，伤肺损目。

宜忌

宜煨热用（古法用吴萸同炒，去萸用。今法以面裹煨热用），得知母良。

用量

勿过三钱。

处方

同黄连、乌豆、生姜，煎服。治霍乱烦渴。（草豆蔻、黄连等分各一钱半，乌豆五十粒，生姜两片，水煎服）（《圣济总录》）

合平胃散煎服，治虚疟自汗。（草果一枚，面裹煨透，连面研入平胃散二钱，水煎服）（《济世方》）

同附子，名**果附汤**，治寒疟。（草果仁，熟附子等分，姜七片，枣一枚，煎服）（《济生方》）

用茴香、吴萸、破故纸、胡芦巴、山萸制为丸。治脾肾不足。（草果仁一两，以茴香一两炒香，去茴，再用吴茱萸汤泡七次，以故纸一两炒香去故纸，再以胡芦巴、山茱萸各一两，炒香，去山茱萸，留草果、吴茱萸、胡芦巴三味为末，酒糊丸，梧子大，每服五十六九，盐汤下）（《百一选方》）

合细辛为末漱口，去口臭。（《肘后方》）

白豆蔻

（宋《开宝本草》）芳草

别名

多骨（今俗名紫豆蔻，以皮虽白而仁则紫也）。

产地及形状

古为舶来品，云出伽古罗国，后则广东亦有之，其草形如芭蕉，冬不凋，花浅黄色，子作乃如葡萄，壳白，仁似缩砂仁，入药炒用。

气味

辛，温，无毒。（按：炒熟则温，生嚼则平。**王好古曰**：入肺经）

主治

积冷气，止呕逆，反胃，消谷下气。

学说

苏恭曰：白豆蔻气味俱薄，其用有五，专入肺经本药一也；散胃中滞气二也；去感寒腹痛三也；温暖脾胃四也；赤眼暴发，去太阳经目内皆红筋，用少许，五也。

按：白豆蔻今名紫豆蔻，今人酒食后每生嚼之，有消谷下气解酒之功，然无大力。古人谓其治噎膈，除疟疾，止呕吐，而专用实无此效。以其仅快利一时，无雄峻之力故也。

宜忌

得火，砂仁良。

用量

辛散之药，不宜多用。

合缩砂仁、丁香、陈仓米，姜汁为丸，名**太合丸**。治脾虚反胃。（白豆蔻、缩砂仁各二两，丁香一两，陈仓米一升，土炒焦去土，共研细，姜汁和丸，桐子大姜汤下）（《**济生方**》）

专用研细，温酒服。治胃冷、恶心欲吐。（《**备急方**》）

缩砂仁

（宋《开宝本草》）芳草类

（**李时珍曰**：藕下白蒻多仁，取其密藏之意，以此物花实在根下，仁兰谷内也）

俗名

砂仁。

产地及形状

古生波斯国，今则广东有之。苗茎似高良姜，叶长八九寸，阔半寸。四月开花，其根下，六月结实，数十枚作一穗，外皮黑，内仁白，取仁入药。

气味

辛、温，涩，无毒。

（**王好古曰**：辛温阳也，浮也。入手足太阴、阳明、太阳，足少阴七经。

得白檀香、豆蔻为使，入肺；得人参益智为使，入脾；得黄柏、茯苓为使，入肾；得赤白石脂为使，入大小肠也）

主治

虚劳冷泻，宿食不消，赤白泻痢，腹中虚痛，下气，温暖肝肾，和中，安胎、散寒饮、胀痞、化铜铁骨鲠。

学说

李时珍曰：按：韩懋医通云，肾恶燥，以辛润之。缩砂仁之辛，以润肾燥。又云，缩砂仁属土，主醒脾调胃，引诸药归宿丹田，香而能窜，和合五脏冲和之气。

如天地以土味冲和之气，故补肾药用同地黄丸蒸，取其达下也。

又化骨食草木药，及方士谏三黄，皆用之。不知其性何以能制此物也。

按：缩砂仁，乃脾胃气分之药。脾溉四脏，胃与肠连，脾气舒则能达下，能达下故益肾，其治噎膈、呕吐，除咽喉浮热，皆利气达下之效，凡肾虚气不归元，用为向导，较桂附轻而平稳也。

宜忌

得诃子、豆蔻、鳖甲良。

用量

末服可二钱，煎服多至三钱。

处方

同炮附子、干姜、厚朴、陈皮等分。饭为丸，治冷滑下痢。(《**药性论**》)

专用为末，米饮热服，治大便泻血。(此遗传病，每服二钱)(《**十便良方**》)

以葡萄汁浸透，焙为末服，治痰气膈胀。(《**简便方**》)

同生姜酒服，治下气咳逆。(《**简便方**》)

专用砂仁，炒热，末服，治妊娠胎动。(因跌坠伤胎，痛不可忍者，缩砂仁熨斗内炒熟捣碎，每服二钱，热酒调下，如觉动胎极热，即胎已安矣，每用神效。)(《**孙尚药方**》)

常嚼治牙痛。(《**直指方**》)

同甘草等分为末，治鱼骨入咽。(绵裹含之，咽汁，当随痰出)(《**百一选方**》)

专用浓煎饮之，治误吞金诸物。(可由大便泻出)(危氏《**后效方**》)

专为末水服，治一切食毒。(《**事林广记**》)

肉豆蔻

（宋《开宝本草》）芳草

别名

肉果（肉豆蔻对草豆蔻言叶，花实皆似豆蔻而无核，故名肉果）。

产地形状

古出胡国，大秦国，今则广东有之，结实似草豆蔻，而外有皱纹，内有斑纹，似槟榔（最易生虫，唯烘干则不蛀）。

气味

辛，温，无毒。（**王好古曰**：入手足阳明经）

主治

温中消食，止泻，治积冷，心腹胀痛，霍乱中恶，鬼气冷疰，小儿乳霍。疗赤白痢，解酒毒，暖脾胃，固大肠。

学说

《**日华子**》曰：肉豆蔻调中下气，消皮外络下气，味辛力更殊。

朱震亨曰：属金与土，为丸温中补脾，《日华子》称其下气，以脾得而善运化，气自下也，非若陈皮、香附之驶泄。

汪机曰：痢、痰，用此涩肠。为伤乳泄泻之要药。

按：肉豆蔻辛温，未言涩，而汪氏言用此涩肠。《日华子》则言下气，是走大肠而能固也。古方四神丸，用此为佐。可知为泄泻之要药矣。

宜忌

忌铁。得糯米浸，以制其燥，灰中煨热以助其力，得枣肉良。

用量

每服一二钱。（**寇宗奭曰**：多服泄气，得中则和平）

处方

合半夏、木香为丸，能暖除痰。（肉豆蔻二个、姜夏五钱、木香二钱半，为末，蒸饼丸）（《普济方》）

合破故纸、吴萸、五味子，以枣肉丸，名四神丸，治五更泄。

合制附子为丸，米饮下，治久泻。（《百一选方》）

补骨脂

（宋开宝）

别名

破故纸，婆固脂（**李时珍曰**：补骨脂，言其功也。胡人呼为婆固脂，而俗讹为破故纸也，按：其臭如故纸，或因此名）。

产地及形状

古出波斯国，自番舶来，今则广东、四川有之，茎高三四尺，叶似薄荷，花微紫色，实如麻子，圆扁而黑。

炮制

（**雷敩曰**：此性燥毒，须用酒浸一夜，沥出，以东流水浸三日夜，蒸之半日，晒干或盐炒用）

气味

辛，大温，无毒。

主治

五劳七伤，通命门，暖丹田，治肾冷精流，止小便，腹中冷，男子腰疼膝冷，妇人血气堕胎。（**参各家说**）

学说

苏颂曰：破故纸今人多以胡桃合服，此法出于唐郑相国，为南海节度，服此有效，归京录方传之。

《白飞霞方外传奇方》云,破故纸属火,收敛神明,能使心包之火与命门之火相通,故元阳坚固,骨髓充实,涩以治脱也。

胡桃属木,润燥养血,血阴恶燥,故油以润之,佐故纸有木火相生之妙,故语云故纸无胡桃,尤水母之无虾也。

按:唐郑相国方,用破故纸十两,净为末,胡桃二十两,去皮,研以蜜为膏,温酒调服。郑为南海节度,即闽越之地,所食海珍必多,海味滋补,以此温燥之药济之,故有益气力补筋骨之效也。

《和剂局方》青蛾丸,加杜仲,人每服之,或效或否,盖此为补阳之品,必阴不虚者,乃有效也。

宜忌

恶甘草,忌芸薹及诸血,得胡桃、胡麻良。

用量

土方每为丸及膏丹,以辛燥之性,煎服少力。如煎服,每服不过二钱。

处方

合菟丝子、胡桃肉、乳香、没药、沉香,为丸,名**补骨脂丸**。治下元虚损、身重、盗汗等证。

(补骨脂四两炒香,菟丝子四两酒蒸,胡桃肉去皮一两,乳香、没药、沉香各研二钱半,炼蜜丸,桐子大,每服二十丸,空心盐汤下,或温酒下,自夏至日起,冬至日止,日一服)(《和剂局方》)

专用黑脂麻炒过,醋煮,面糊丸,治男女虚劳。(**经验方**)

合杜仲、胡桃肉,名**青蛾丸**,能治肾虚腰冷,壮筋骨,乌髭须。(破故纸,酒浸炒一斤,杜仲去皮姜汁浸炒一斤,胡桃肉去皮二十个,为末。

以蒜持膏一两,和丸桐子大,每空心温酒服二十丸,妇人淡醋汤下,常服有效)(《和剂局方》)

合胡桃酒调服,治妊娠腰痛,名**通气散**。(破故纸二两,炒透为末,先嚼胡桃肉半个,空心温酒调下二钱,神效)(《妇人良方》)

合茯苓、没药，名**养血返精丸**，能定心补肾。（破故纸炒二两、茯苓一两，为末，没药五钱，以无灰酒浸煮化，和末为丸，桐子大每服三十丸，白汤下。朱氏集验方云有人服此至老不衰）

合乳香为末，擦牙，治风虫牙痛。（《**传信方**》）

蓬莪茂（音述）

（宋开宝）

别名

蒁药，今名莪蒁。（**由陈藏器按字书：此字本作茂，后作蒁也**）。

即今之莪术（整理者注）。

产地形状

古生西戎，及广南诸州，后则浙江省亦有之。

茎类襄荷，花作穗，根如生姜，而茂在根下，似鸡卵，大小不等，九月采茂，去粗皮蒸熟，暴干用。

气味

苦，辛，温，无毒，入足厥阴经。

主治

治一切气，心腹痛，中恶，霍乱冷气，解毒，开胃消食，疗妇人血气结积，破痃癖，通月经，丈夫奔豚。

学说

苏颂曰：蓬莪茂，古方不见用者，今医家治积聚诸气，为最要之药，与荆三棱同用之良。

王好古曰：蓬莪色黑，破气中之血，入气药发诸香，虽为泄剂，亦能益气，又为肝经血分药。

李时珍曰：按：王执中《资生经》云，执中久患心脾疼，服醒脾药反胀，用蓬莪术面裹炮研末，以水与酒醋煎服，立愈。盖此药能破气中之血也。

宜忌

得酒醋良，宜酒醋磨服乃效。

用量

末服可一二钱。

处方

合木香为末，醋汤服，治一切冷气。（莪茂二两，醋煮，木香一两煨，为末，每服半钱）（《卫生家宝方》）

合干漆为末，酒服，治妇人气痛。（《普济方》）

合金铃子（蓬砂炼过）末服，治气短不接。（《孙氏秘宝方》）

荆三棱

（宋开宝）

别名及产地种别形状

（**陈藏器曰**：三棱有三四种，京三棱黄色体重，状若鲫鱼而小，黑三棱状如乌梅而稍大，体轻。有须，相连蔓延作漆色。

苏颂曰：京三棱旧不着所出地，今则荆襄江淮济南河陕间皆有之，生陂汉中，苗叶似莎草，而有三棱，抽茎如人指，有三棱。

茎端开花，苗下生块，如附子，其旁有根，横连，一根连数魁，魁上亦出苗，其魁皆扁长如小鲫鱼，体重者，三棱也；其根末一魁，如乌梅者，黑三棱也；又根之端钩，曲如爪者，鸡爪三棱也。

皆皮黑肌白，而体轻，力有刚柔，各适其用。

张元素入药用，须炮熟）

气味

苦，平，无毒。（张元素曰：阴中之阳，能泻真气，气虚者勿用）

主治

老癖，癥瘕，积聚，结块，产后恶血结，通月经，堕胎，止痛，利气。

学说

王好古曰：三棱色白属金，破血中之气，肝经血分药也。

马志曰：俗传昔人患癥癖死，遗言令开腹取之，得病块，干硬如石，文理有五色，因削成刀柄，后因用刀刈三棱，柄消成水，乃知此药可疗癥癖也。

戴原礼《证治要诀》曰：有人病癥癖腹胀，用三棱、莪术以酒煨煎，服之，下一物，黑如鱼，而愈也。

宜忌

得酒醋浸炒良，不可多服、久服。

处方

专用煎膏，治癥癖鼓胀，名**三棱煎**。（三棱根切一石，水五石，煮三石，去滓，更煎，取三斗，汁入锅中，煎如稠蜜，以器收之，每日酒服一匕。日二服）（《千金翼方》）

合青皮、陈皮、木香、肉豆蔻、槟榔、硇砂，为丸。治痃癖气块。（草三棱、荆三棱、石三棱、青橘皮、陈橘皮、木香，各半两。

肉豆蔻、槟榔各一两，硇砂二钱，为末。糊丸，桐子大，每姜汤下三十九）（《奇效方》）

三棱专用煮汁作粥，与奶母食，治小儿痫热痃癖等病。（三棱煮汁，作羹粥，与奶母食，亦以枣许儿食。小儿新生百日，及十岁以下，无问痫热痃癖气癖皆治之，大效）（《子母秘录》）

郁金

别名

马蒁（**李时珍曰**：此根形状皆似莪蒁，而医马病，故名马述）。

产地形状

古产西戎，后出四川，而广东、江西亦有之。苗似姜，根大如人指，体圆，有横纹，入蝉腹状，外黄内赤，微有香气，用根。

气味

辛，苦，寒，无毒。（**张元素曰**：气味俱厚，纯阴，灰可结砂子。独孤及云）

主治

血积，下气，生肌止血，破恶血，血淋金疮，治女子宿血气，产后败血冲心，冷气结聚，阳毒入胃，痘毒入心，癫狂，蛊毒，治马胀。

学说

朱震亨曰：郁金属火与土，有水，其性轻扬上行，治吐血症，及经脉逆行，并宜加韭汁、姜汁、童便服，其血自清。

李时珍曰：郁金入心及包络。治血病、失心癫狂。有实验，有妇人癫狂十年，至人授一方，用郁金七两，明矾三两，为末薄糊为丸，桐子大，每服五十丸，白汤下，初服觉心胸间有物脱去，神气洒然，再服而苏，此惊忧痰血结聚心窍所致也。以此药入心去恶血故也，又治痘毒入心，亦此理也。

庞安常《伤寒论》曰：斑豆始有白泡，勿摘入腹，渐作紫黑色，无脓，日夜斗乱者，郁金一枚，甘草二钱半，煎沸去甘草，切片焙研为末，入真脑子炒半钱，每服。用一钱，以生猪血五七滴，新汲水调下，不过三服，毒气从手足心出，如痛状，乃瘥。

宜忌

得生姜、竹沥、乳香良。

用量

单服可二三钱。

处方

同附子、干姜，醋为丸，治厥心气痛。（三味等分为末，醋糊为丸，桐子大，朱砂为衣，每服三十九。男酒女醋下）（《奇效方》）

专用末服二钱，合蜜少许，冷水服，解中砒霜毒。（《事林广记》专为末，水调，涂痔疮肿痛）（《医方摘要》）

姜黄

（《唐本草》）芳草

别名

蒁（**苏恭曰**：姜黄根叶似郁金，西戎人谓之蒁）。

产地形状

初生西戎，后则川蜀，及江广皆有之。其花春生于根，与苗并出，先生花，后长叶，不结实，根扁如姜形，黄色。

气味

辛，苦，寒，无毒。（**陈藏器曰**：性热）

主治

心腹结积，下气，破血，除风热，消痈肿，功力烈于郁金，入脾经气分，兼入肝经，通月经，消癥瘕，及扑损瘀血，产后败血攻心，片子姜黄，治风痹臂痛。

学说

李时珍曰：姜黄、郁金、蒁药（即莪术）三物形状功用皆相近，但郁金入心，治血；而姜黄入脾，兼治气；蒁药则入肝，兼治气中之血，为不同耳。古方用片子姜黄，治风寒湿气，手臂痛，其兼理血中之气可知矣。

戴原礼《要诀》曰：片子姜黄，能入手臂治痛。

宜忌

得桂心良。

用量

苦烈之品不可过用。

处方

合肉桂为散，醋汤送下，治心痛难忍者。（姜黄一两，桂三两为末，每服一钱，淡醋汤送下）（**经验方**）此方兼治产后血痛。

合乳香、没药，蜜丸，治小儿胎寒腹痛。（啼哭吐乳，大便色青，状若惊搐，出冷汗，是胎寒也，用姜黄一钱，没药、乳香各二钱，得末蜜丸，艾子每服一丸钩藤煎汤化下）（**和剂局方**）

专用为末，擦初生疮癣。（**千金翼方**）

益智子

（宋《开宝本草》）芳草

（**李时珍曰**：脾主智，此物能益脾胃，故以名也。与龙眼名益智，义同。

又**苏轼记曰**：海南生益智，花实皆长穗，而分三节，看其上中下节，以候早中晚禾之丰凶，大丰则皆实，大凶年皆不实，似知岁也）

产地形状

古产交趾国，后则云贵、广东皆有之。二月开花，连著实，五六月熟，其子如笔头，而两头尖（可虽五味中食，或作棕，故晋庐循遗刘裕益智棕。益蜜煮为棕，有异番也），皮及仁似草豆蔻。去皮取仁入药。

气味

辛，温，无毒。

主治

遗精，虚漏，小便余沥，益气，安神，补脾肾不足，利三焦，调诸气，盐煎疗夜多小便。（取二十四枚，碎入盐同煎服有奇效。客寒犯胃，及热伤心系、吐血血崩诸症）

学说

王好古曰：益智本脾药，主君相二火，亦能入肺与肾，以三脏有子母相关之义，当于补药中兼用之，但勿多服。

李时珍曰：益智大辛，行阳退阴之药也，三焦命门气弱者宜之。

杨士瀛《直指方》曰：心者脾之母，古人进食药中，多用益智，土中益火也。

宜忌

得盐炒良，炒仁为之使。

用量

每剂二钱，勿多服，可常服。

处方

合生朱砂、青橘皮、麝香，为末，治吐血狂躁。

（《夷坚志》曰：进士陆迎，忽得吐血不止，气蹶惊颤，狂躁直视，至夜欲投户而出，如是两夕，偏用方药无效，夜梦观音授一方，梦觉如方治药，病果愈，方用益智仁一两，生朱砂二钱，青皮五钱，麝香一钱，碾为细末，每服一钱，空心灯心汤下）

合台乌药、山药粉，为丸，名**缩泉丸**，治小便频数。（此脬气不足也，用益智仁盐炒，去盐，台乌药等分，为末，酒煮山药为糊丸，如桐

子大，每服六七十丸，盐汤下）

合茯神、远志、甘草，酒糊丸，治小便赤浊。（益智仁、茯神各两两，远志、甘草水煮，各半斤为末，酒糊丸，桐子大，空心姜汤下五十丸）（《纲目》）

专用浓煎饮，治腹胀虚泻。（日夜不止，诸药不效者，此气脱也，用益智仁二两，浓煎饮之，立愈）（《得效方》）

专用炒末，米饮入盐服，一钱，治妇人崩中。（《产宝》）

荜菱

（宋《开宝本草》）

（此番语译音也，故或作毕勃，又作逼拨。《大明会典》作毕茇）

产地形状

古产波斯国，后则广东有之。多生竹林内，发苗作丛，其茎如筋，叶青圆，光而厚，开白花，结子如小指，长一寸许，青黑色，类桑椹而长，取子入药。

气味

辛，大温，无毒。（入手足阳明经，辛热耗散，能动脾肺之火，多用令人目昏）

主治

温中下气，补腰脚，除胃冷、阴疝癖，治水泻虚痢，呕逆醋心，外用治头痛，鼻渊，牙痛。

学说

寇宗奭曰：荜菱走肠胃，治气呕吐，心腹满痛者，宜之。多服走泄真气，令人肠虚下重。

苏颂曰：唐贞观中，上以气痢，久未愈，因诏求其方，又卫士进牛黄乳，煎荜茇方，御用有效，后累试于虚冷者必效。

李时珍曰：头痛鼻渊牙痛，此为要药，取其辛热，入阳明经，散浮热也。

宜忌

得阿魏良，合诃子、人参、干姜、桂心，治虚冷肠鸣，有神效。

用量

单服不过一钱。

处方

专用为末，米汤下，治冷痰恶心。（每服半钱）（《圣惠方》）

合肉桂、良姜、干姜，糊丸。名**已寒丸**，治身冷暴泄。（身冷自汗，甚则欲呕，小便清，脉微弱者，宜已寒丸治之。荜茇、肉桂各二钱半，良姜、干姜各三钱，为末，糊丸，梧子大，每服三十丸，生姜汤下）（《**和剂局方**》）

煎汤口含，并鼻吸，治偏头痛。（荜茇为末，令患者口含温水，随左右痛，以左右鼻吸之）（《**经验良方**》）

为末揩牙，并合苍耳煎汤漱，治风虫牙痛。

艾叶

（《别录》中品）隰草类

别名

冰台、灸草。（《**博物志**》言：削冰令圆，举而向日，以艾承其影，则得火，故名冰台，医家用灸百病，故名灸草）

产地形状

处处有之，以蕲州者为胜，谓之蕲艾。（相传他处灸酒坛不能透，蕲艾一灸，则直透彻，为异也）宿根生苗成丛，其茎直上，其叶四布，面青背白，有茸，以五月五日鸡未鸣时采之，灸疮灵。

气味

苦，微温，无毒。（生温，熟热，可升可降，阳也，入足少阴、太阴、厥阴经，取叶揉乱曰熟）

主治

灸百病，可作煎，止呕血下痢，下部䘌疮，妇人漏血，利阴气，生肌肉，辟风寒，使人有子，治带脉为病，霍乱转筋，温中安胎。

学说

苏颂曰：近世有单服艾者，或用蒸木瓜和丸，或作汤饮，甚补虚赢，然有毒，发则热气上冲，至攻眼，有疮、出血者，诚不可妄服也。

李时珍曰：艾叶生温熟热，纯阳也。可以回垂绝元阳。服之，则走三阴，逐寒湿，转肃杀之气融和。灸之，则透诸经，治百邪，起沉疴之人为康泰，其功大矣。

苏恭言其生寒，苏颂言其有毒，一则见其能止血，一则见其热气上冲，盖不知热因久服，致火上冲之故，久则偏胜，于艾何尤？

夫艾附丸，治心腹少腹诸痛，调女人诸病，颇有深功；胶艾汤，治虚痢，及妊娠、产后下血，尤著奇效，何可疑而不用哉！

宜忌

陈者良，苦酒（即醋）、香附为使。

（寇宗奭曰：艾叶干持去青渣，取白，入石硫黄末少许，谓之石硫黄艾，灸酒用之。以米粉少许，持为末，可入服食。

李时珍曰：以熟艾用醋煮干，捣成饼子，再烘干为末，可入丸散）

用量

用发汗可用至一两。

处方

熟艾醋炒，绢包，熨脐下，治妊娠风寒。（卒中不省人事，状如中风者，以艾五两，醋炒极热，绢包熨小腹，良久即醒）（《妇人良方》）

以苇筒灸耳，治中风口㖞，（以苇筒长五寸，一头入耳内，四面

以面密封，不透气，一头以艾灸之七壮。患右灸左，患左灸右）（《胜金方》）

灸承浆一穴颊车两穴，各五壮，治同上。（《千金方》）

以青艾叶，同醋捣烂敷喉上，治咽喉肿痛。（《李氏传方》）

专用熟艾煮服，治蛔虫心痛。（口吐清水，心痛如刺者，虫也。或取生艾捣汁五更饮之）（《肘后方》）

同生姜煎服，治粪后下血。（《千金方》）

艾叶灸痔疾，将血秽泻出，即愈。七壮为一度。（《经验良方》）

合干姜、阿胶，治妇人崩中。（熟艾五钱，阿胶炒为末三钱，干姜一钱，水五盅，先煮艾叶至二盅半，入阿胶烊化，分三服）（《古今录验》）

〔附药〕

艾子

性味苦，辛，热，无毒，主治明目，壮阳，助水脏，暖子宫。

古方合干姜，等分，为末，蜜丸，梧子大。每服三丸，以饭压之，治百恶气，其鬼神速走出。甄权谓治鬼气，盖经验之言也。

茵陈蒿

（《本经》上品）隰草类

（此虽蒿类，经冬不死，因旧苗而生，故名茵陈）

产地形状

古以太山产者为佳，今则处处有之。（生江南者，名山茵陈，茎干高火。生汴省外地者，曰茵陈，叶细，其叶皆面青背白，茎似蒿人。入

药，以北地为胜，用茎叶。又有名石茵陈者，以上俗异名）

气味

苦，平，微寒，无毒。（**张元素曰**：苦甘，阴中微阳，入足太阳经）

主治

风湿，寒热邪气，热结黄疸（谓阳黄也），久服轻身，益气，耐老。

学说

寇宗奭曰：张仲景治伤寒热甚发黄，身面悉黄者，用之极效。

王好古曰：仲景茵陈栀子大黄汤，治湿热也；栀子柏皮汤，治燥热也。如苗涝则湿黄，苗旱则燥黄，此二药治阳黄叶。

韩祗和李思训，治阴黄。用茵陈附子汤，大抵以茵陈为君，而佐药各随其寒热也。

按：黄疸虽分阴阳，而皆以茵陈为君，可知茵陈为祛湿要药，所谓轻身益气，亦胜湿之效也，《日华子》言治瘴疟，亦此义也。

宜忌

伏硇砂。

用量

至少二钱。

处方

合栀子、田螺治酒疸。（茵陈四根，栀子七个，大田螺一个，连壳打烂以沸汤、白酒汁饮之）

煎汤洗遍身疮疥风痒。（先以皂荚汤洗，再以茵陈煎浓汤洗之）（《千金》）

茵陈酒，治风疾挛急。（茵陈一斤，秫米一石，曲三斤，和匀，如常法酿酒，饮之）（《圣济总录》）

青蒿

（《本经》下品）隰草

别名

香蒿、蒿（音欠）。（《尔雅》云：蒿菣也。**晏子**云：蒿草之高者也。诸蒿叶背白，唯此独青）

产地形状

华阴产者佳，然处处有之，得春最早。

《梦溪笔谈》云：陕西银绥间，蒿丛中，时有一两棵，迥然青色也，茎叶与常蒿同，但常蒿色淡黄，此蒿清青，如松桧之色。深秋余蒿并黄，此蒿独青，其气芬芳，夫谓之香蒿。茎叶入药。

气味

苦，寒，无毒。（**雷敩**曰：凡使唯中为妙，到膝即仰，到腰则偃，使子勿使叶，使根勿使茎，四件若同使，翻然成痼疾，采得用药，以七岁小儿七人尿，浸七日七夜，沥出晒干）

主治

疗瘙痂疥，恶疮，杀虱，治留热在骨节间，明目。

学说

苏颂曰：青蒿治骨蒸热劳为最，古方单用之。

李时珍曰：青蒿得春木少阳之气最早，故所主之症，皆少阳、厥阴血分之病。

宜忌

伏硫黄，得通便良。

处方

专用童便浸晒，为末，乌梅煎汤服，治骨蒸寒热。（每服二钱）

（《灵苑方》）。

合人参、麦冬熬膏以为丸，名**青蒿丸**，治虚劳盗汗。（青蒿一斤，取汁熬膏，人参、麦冬各一两，为末同熬，至可丸，丸之。梧子大，每食后米饮下二十九）（《圣济总录》）

专用青蒿捣汁服，治疟疾寒热。（《肘后方》）

加桂心为末，酒服，治同上。（《存心方》并《经济方》）

专用煎汤漱，治牙痛。（《济急方》）

茺蔚

（《本经》上品）湿草

别名

益母草，夏枯草（**李时珍曰**：此草及子皆充盛密蔚，故名茺蔚，其功宜于妇人，及明目益精，故有益母之称，夏至后即枯，亦名夏枯草）

产地及形状

处处有之，北地尤良，方茎对节。（一说白花者为益母，紫花者为野天麻，以茎叶似天麻也）叶似艾而背青，古唯取子入药，今则用叶并茎。

（**大明曰**：茎叶根同功。而《本经》但言茺蔚，朱氏云用子。纲目因之。按：以用子为当）

气味

辛，甘，微温，无毒。

主治

明目益精，除水气，久服轻身。

李东垣曰：瞳子散大者，禁用茺蔚子，为其辛温主散，能助火也。

李时珍曰：目得血而能视，茺蔚行血，甚捷。瞳子散火，血不足也，故禁之。非助火也，血滞病目者则宜之，故曰明目。

学说

朱震亨曰：茺蔚子活血行气，有补阴之功，故名益母。凡胎前产后，所恃者血气也，胎前无滞，产后无虚，以其行中有补也。

（按：胎前无滞，产后无虚——谓胎前多滞，服此以无滞；胎后多虚，服此以无虚也）

李时珍曰：茺蔚子，味甘微辛，气温，阴中之阳，手足厥阴经药也。治妇人经脉不调，胎产一切血气诸病，妙品也，而医方鲜知用。

时珍常以之同四物香附诸药，治人，获效甚多。盖包络生血，肝藏血，此物能活血补阴，故能明目益精，调经，治女人诸病也。

按：《本经》只言明目益精，除水气，而未言行血。

自宋明诸医家发明，用治妇人血气诸病，今已夫人而如之矣。然古所谓辛甘微温者，以子而言也，若茎叶则味苦而寒，虽性不相远，而寒温则殊。

故今之益母草膏，亦或不效，岂非以体寒之人，则无效乎。此亦习而不察之过也。

宜忌

制硫黄、雌黄、砒石，忌铁器。

处方

专用才茎叶花熬膏，名**益母草膏**，治产妇诸疾，及折伤有瘀血者。（《外台秘要》）

专用捣汁服，治胎死腹中。（以暖水合绞可取汁）（《子母秘录》）

专用汁合酒服，治产后血晕。（《圣惠方》）

益母草叶取汁饮，治痔疾下血。（《食医心镜》）

专用洗浴小儿，不生疮疥。（《简要济众》）

夏枯草

（《本经》下品）隰草

别名

铁色草（此草夏至后枯，盖禀纯阳之气，得阴气则枯也）。

产地形状

处处有之，四川产者良。

茎微方，叶对节生，有细齿，背白多纹，茎端作穗，穗中开紫花，一穗有细子四粒，茎叶入药。

气味

苦，辛，寒，无毒。

主治

寒热瘰疬，鼠瘘头疮，破癥，散瘿结气，脚肿湿痹，轻身。

学说

朱震亨曰：本草言夏枯草大寒，治瘰疬，散结气，有补厥阴血脉之功，而不言及，观其退寒热，虚者可使，若实者，以行散之药佐之。

李时珍曰：黎居士《易简方》，夏枯草治目疼，取其能解内热缓肝火也。

娄全善曰：夏枯草治目珠夜疼，或用苦寒药点之，反甚者神效，盖目珠连目本肝系也。属厥阴经，夜甚及点苦寒药反甚者，夜与寒亦阴故也。夏枯草禀纯阳之气，补厥阴血脉，故治此如神，以阳治阴也。

宜忌

土瓜为之使，伏汞砂，得香附子良。

用量

自一二钱至七八钱。

处方

合香附子、甘草为散，清茶调服，治目珠夜痛。（夏枯草、香附各二两，甘草四钱，为末。清茶调，每服一钱，四五服全愈）（《**纲目**》）

专用绞汁，服一盏，治产后血晕。（《**徐氏家传方**》）

合十全大补汤，加香附、贝母、远志，治瘰疬马刀。（《**外科经验方**》）

旋覆花

（《本经》下品）隰草

别名

金沸草（**寇宗奭曰**：花缘繁茂，圆而覆下，故曰旋覆。以夏开黄花，故曰金）。

产地形状

自梁武帝时，始入中国，后则河南北皆有之。生平泽水旁，花如金钱菊，叶似柳，叶细，以花入药（去蕊壳皮及蒂）。

气味

咸，温，有小毒。

主治

结气，胁下满，惊悸，除水，去五脏间寒热，补中下气。

（**叶天士曰**：水气乘心则惊悸，以能除水，故治之，五脏间寒热者痰蓄故。咸温能除痰，所以去寒热。中者，脾胃也，水行痰消，则脾胃受补矣。有小毒，服之必烦）

学说

苏颂曰：张仲景治伤寒汗下后，心下痞坚，噫气不除，有七物旋覆代赭汤；杂治妇人，有三物旋覆汤。胡洽居士，治痰饮在两胁，胀满，有旋覆花丸，治之尤多。

朱震亨曰：寇宗奭言其行痰水，去头目风，亦走散之药。病人涉虚者，不宜多服，冷利大肠，宜戒之。

李时珍曰：旋覆乃手太阴肺、手阳明大肠药也，所治诸病，其功只在行水下气，通血脉尔。

宜忌
宜蒸熟晒干，或再焙。

用量
每服二钱或三钱，不可多用。

处方
专用净洗焙研，炼蜜丸，桐子大，临卧茶汤下，治中风壅滞。（《**经验方**》）

天冬
（《本经》上品）蔓草

别名
天棘、万岁藤（俗作门冬，从音为便写也。《尔雅》云：蔷蘼蘩冬。以其枝叶繁茂，故谓之蘼，经冬不凋，故谓之万岁藤，蔓上有棘，故谓之天棘，名目甚多，见《纲目》，兹不备载）。

产地形状
处处有之，以生泰山者为胜。春生藤蔓，细如钗股，长可丈余，叶如茴香，极细尖，而疏滑，有逆刺（亦有涩而无刺者）叶如丝而细散，两种皆名天冬，夏开花，分白黄紫三色，根大如手指，亦有三色，圆细，长二三寸者为胜，取根去皮，晒干入药。

气味

甘，微苦，平，无毒（**王好古曰**：微苦而辛，气薄味厚，阳中之阴，入手太阴、足少阴经气分之药。按：天冬实甘而不甚苦）

主治

诸暴风，湿，偏痹，强骨髓，杀三虫，去伏尸，久服轻身，益气，延年，不饥。（《**抱朴子**》曰：入山可啖天冬，取可断谷百日丁壮，二百日强筋骨驻颜色，杜子微服此，年百四十岁，日行三百里）

学说

甄权曰：天门冬冷而能补病人五虚而热者，宜加用之，和地黄为使服之，耐老，头不白。

寇宗奭曰：治肺热之功为多，味苦专泄而不专收，寒多人禁服之。

张元素曰：苦以泄滞血，甘以助元气，及治血妄行，此天冬之功也，保定肺气，治血热侵肺，上气喘定，宜加人参黄芪为主，用之神效。

按：药之润者每失之泥，降者每失之寒，唯天冬润而不泥，降而不寒。夫肾主津液，燥则凝而为痰，得润则化，所谓治痰之本，而天冬又能行足少阴，兼手少阴，以助元气。

张隐庵谓其禀水精而上通于太阳，纯为滋补圣药，以有运行之力，故经言主风湿偏痹，真第一良药也。

宜忌

地黄贝母为之使，单服此禁食鲤鱼，误食中毒者以浮萍汁解之。制雄黄、砒砂，得人参、茯苓、黄芪良。（《**圣化经**》云：天冬、茯苓等分为末，日服方寸匕，则不畏寒。大寒时，单衣汗出也）

用量

多服可至二两，唯腹寒者，不可单服、多服。

处方

合生地、人参，名**三才丸**，能滋阴养血。（天冬、生地各二两，以酒洒九蒸九晒，人参一两，为末，枣肉泥为丸，每服二钱，日三）（**洁古**

《活法机要》）

合熟地为丸，能延年。（《纲目》）

同麦冬煎膏，治消渴。

同生地、麦冬、白芍、鳖甲、牛膝、杜仲、续断、童便，治吐血。

地黄

（《本经》上品）隰草

（生干，熟鲜）

别名

芐（音户）、地髓（《尔雅》曰：芐地黄，是本名芐也。**罗愿曰**：此物以入水下沉者为贵，故曰从下）

产地形状

古以陕西为佳，后则河北怀庆产者为胜，初生塌地，叶如山白菜，而毛涩，叶面青，茎梢开小筒子花，红或黄色，结实如小麦粒，根如胡萝卜，皮赤黄色，晒干乃黑，种根即生，取根入药。

阴干者为生地，晒干者为干生地，九蒸九晒者为熟地，取鲜者为鲜生地，分别施用。

气味

甘，寒，无毒。

（**王好古曰**：甘苦，《别录》亦曰苦。按：地黄实甘而微苦也，气薄味厚，沉而降，阴也，入手足少阴厥阴及手太阳之经。

张元素曰：生地黄大寒，胃弱者斟酌用之，恐损胃气，此指鲜生地言也。

李时珍曰：姜汁浸则不泥膈，酒制则不妨胃，鲜用则寒，干用则凉）

主治

伤中，遂血痹，填骨髓，长肌肉，作汤，除寒热积聚，除痹，疗折跌绝筋，久服，轻身不老，生者尤良。

（按：经文提出作汤二字，可知以上之文谓丸服也，曰生者尤良，可知此指甘者言也，生者谓鲜者也）

学说

《别录》曰：破恶血，利大小肠，补五脏内伤不足，通血脉，益气方，利耳目。

大明曰：助心胆气，强筋骨，安魂定魄，治吐血鼻衄，妇人崩中血晕。

张元素曰：凉血生血，补肾水真阴，除皮肤燥，去诸湿热。

按：干生地为医家常用之药，其凉血生血，补真阴，夫人而知之矣，唯医家对此，议论颇多，或曰入手少阴兼手太阳，或曰入足少阴，以气寒也，入足太阴，以味甘也。

要知经文主伤中之言，可以深味，中者，五脏也，五脏虽有血多血少之分，然皆有血，而地黄能生血，故主伤中，曰填骨髓，是补肾也，曰长肌肉，是益脾也。

至为妇人及外科要药，功虽尽述，唯补在阴分，不在阳分，可知阳虚而有沉寒者禁用。

〔附药〕

熟地黄（指九蒸九晒者言）

蒸法：择地黄沉水肥大者，以好酒入缩砂仁末拌匀，用柳甑，或瓦锅内蒸，（忌铜铁），令气透，晒干，再以砂仁酒拌蒸晒，如此九次，可去寒性为平。

气味甘，微苦，平，无毒。（张元素曰：地黄不寒，假酒力丸蒸，则可微温，而大补。味厚气薄，阴中之阳沉也，入手足少阴厥阴之经）

主治填骨髓，生精血，滋肾水，补脾血，黑发乌髭，治胎产百病，为补血要药。

鲜生地

气味

大寒。

主治

妇人崩中血不止，及产后血上薄心，鼻衄，吐血，解诸热，利水道，外用持贴，能消瘀血。

学说

张元素曰：地黄生则大寒而凉血，血热者须用之，熟则微温而补肾，血寒者须用之，又脐下痛属肾经，非地黄不能除也。

李时珍曰：生地黄生血，而胃气弱者服之，恐妨食。熟地黄补血，而痰饮多者服之，恐泥膈。（或云生地用酒炒则不妨胃，熟地用姜汁炒则不泥膈，故备存此说）

苏颂曰：生地黄一味，取汁服，可治心痛，有虫则泄下，以能杀虫也。

宜忌

得清酒麦冬良，恶贝母，畏芜荑，忌铜铁器，令人肾消，并发白，损营卫，见葱、蒜、萝卜、诸血，亦令人营卫不畅，丹皮、当归为之使，单服犯鲤鱼。

用量

自一钱至一两。

处方

合人参、茯苓，名**璚玉膏**。再加二冬枸杞，名**益寿永真膏**，治诸虚百损。

合茯苓、丹皮、泽泻、山茱萸、山药，名**六味地黄丸**。治阴虚症。加肉桂名**七味丸**，治命门虚。加人参、附子，名**肾气丸**，治命门火衰。

合蒺藜、苁蓉、鹿茸、山萸、北味，治男子精冷。

合人参、远志、麦冬、枣仁、柏仁、茯神、甘草，治心虚怔忡、健忘。

合黄芪、川连、黄柏、枣仁、北味、麦冬、龙眼肉、牡蛎，治盗汗。

合麦冬、天冬、五味、牛膝、枸杞子、车前、阿胶，治便血。

同砂仁，治胎动下血。同醋炒黄芪，治肠风。以上均干生地或熟地。（**叶天士**）

用鲜生地、大小蓟，等分。自然汁，合童便服，治血热，吐血衄血。生地作汁，治牙齿挺长。用生地绵裹咬之。合汁渍牙根，咽之亦可，治牙动欲脱。（《**千金**》）

牛膝

（《本经》上品）隰草

别名

百倍（**李时珍曰**：百倍隐语也，言其滋补之功，入牛之多力也。**苏颂曰**：茎青紫，又节如牛膝状）。

产地形状

古生河内（即今河南），后分怀庆府产，与四川产。茎微方，叶皆对生，似苋菜（有山苋菜之名），怀庆者白色，川产者微紫色，取根入药。（去头芦以黄精汁浸一日夜，焙干用）

气味

苦，酸，平，无毒。（怀产者甘，川产者微酸，均带苦）

主治

寒湿痿痹，四肢拘挛，膝痛，不可屈伸，逐血气，伤热火烂，堕胎，久服轻身耐老。

叶天士曰：气味俱降，阴也，肺热叶焦，发为痿痹，牛膝下逐寒湿，营卫行而痿痹愈矣。湿热不扰，则大筋软短，而四肢拘挛，膝痛不可屈伸，牛膝舒筋，所以主之。逐血气者下泻也，所以堕胎。

按：《别录》又言除脑中痛，及腰脊痛，皆下泻之力也。

甄权曰：治阴痿补肾，则除湿热之功也。

李时珍曰：治五淋尿血，茎中痛，下痢，喉痹，口疮，齿痛，痈肿恶疮，其义均相因也。

学说

朱震亨曰：牛膝能引诸药下行，筋骨痛在下者，宜加用之。

李时珍曰：牛膝乃足厥阴、少阴之药，大抵得酒则能补肝肾，生用则能去恶血，其治腰膝骨痛，足痿，阴消失溺，久疟，伤中少气，诸病。

非取其补肝肾之功欤。其癥瘕，心腹诸痛，痈肿，恶疮，金疮折伤，喉齿，淋痛，经候胎产诸病，非取其去恶血滞功欤。

按：怀牛膝与川牛膝，主治不同，而皆下行，若治淋痛连茎中，利大小便，凡去恶血之效，则怀牛膝即可；若治筋骨，利腰膝，补肝肾，则须用川牛膝。盖怀产专于下泄，而川产则泻其中有补也。

李时珍曰：欲下行则省用，滋补则焙用，或酒拌蒸熟用，要之气虚下陷者，均禁用也。

宜忌

恶萤火、龟甲、陆英，畏白前，忌牛肉，得苍术、乳香良。

用量

多可至一两。

处方

淋疾经验方。（**陈日华《经验方》**：王南强年老，久苦淋疾，百药不效，用牛膝服之而愈。又叶朝议亲人患血淋，流下小便在盆内，凝如蒟蒻，久而有变，入鼠形，但无足耳，百治无效。

一医用生膝根煎浓汁，日饮五服，名地髓汤，血色渐淡，久乃腹旧。后十年又病发，服之又瘥）

又杨士瀛《直指方》，小便淋痛，用牛膝一两，水二盏，煎服一盏，温服，一妇患此十年，服之得效。或入麝香、乳香尤良。

按：蒟蒻一名鬼芋，即俗言土豆也，合地黄汁浸，蜜丸，治消渴。（以牛膝五两为末，生地汁五升，浸之，日晒夜浸，汁尽为度，蜜丸梧子大，每服酒送三十九）（《经验方》）

专用一两捣碎，用酒渍服，治痢下肠虫。（凡痢下应先白后赤，若先赤后白，为肠虫也，用牛膝二两，捣碎，以酒一升渍，经一夜，每服一杯，日三服）（《肘后方》）

专用煮服，治劳疟积久。（清晨未发前，临发时分三次服）（《外台秘要》）

用鲜者捣乱，敷恶疮，并治金疮作痛。（《千金方》）

麦门冬

（《本经》上品）隰草

（本作䵺，俗作门，为便写也）

别名
禹韭、忍冬（**李时珍曰**：脉䊮曰䵺，此草根似麦而有䊮，其叶如韭，凌冬不凋，故有诸名）

产地形状
产四川，而江南吴地亦有之，古唯野生，后则种莳，其法四月初，采根于黑壤地，栽之。夏至前一日取根，洗晒入药，叶青似莎草，长尺余，根黄白色，有须在根，如连珠，抽去心用，不去心，令人烦。

（**张隐庵曰**：凡物之凉者，其心热，阴中之阳也。得其阳而后能通

阴生之气）

气味

甘，微寒，无毒。（**李杲曰**：甘微苦，微寒。阳中微阴，降也。入手太阴经气分）

主治

心腹结气，伤中伤饱，胃络脉绝，羸瘦，短气，久服轻身不老不饥。

（**叶天士曰**：心腹者，肺脾之部分，结气者，邪热之气结也，麦冬能清热散结故主之。伤中者，阴伤也，脾为胃行其津液，脾血不润，则伤饱之症生矣。此能滋脾阴故主之。

胃络脉绝者，脾血不统也。养阴所以续脉之肌肉，故治羸瘦胃气上逆，肺能呼而不能吸则气短促，此能益肺，故主短气）

学说

寇宗奭曰：麦门冬治肺热之功为多，其味苦淡主泄而不专收，寒多人禁服之。治心肺虚热及虚劳，与地黄、阿胶、麻仁，同为润经益血复脉通心之剂。与五味、杞子同为生脉之剂。（按：与五味、杞子同用，是泄中有收，故能生脉，补肺中元气不足）

按：麦冬为常用之药，唯世医误认为补肺之品，此说出于汪讱庵，不知麦冬实泄剂，主泄而不收，寇氏已言之矣，必施于有余之症，及肺胃客热，有虚火、实火皆宜之。《本经》首言主心腹结气，可知其泄气之力矣。

宜忌

地黄、车前为之使，恶款冬，畏苦参、木耳，伏石钟乳，得酒良。

用量

每服可多至三四钱。

处方

合人参、五味子为**生脉散**。（**李杲曰**：长夏湿热方旺，人病无力，身重，气短头旋，眼黑，甚则痿软，孙真人以生脉散补其元气，以脉者，人之元气也，人参甘寒，泻热益元气，麦冬苦寒，滋燥金而清水源，五味子酸温，泻丙火而补庚金，兼益五脏之气也。

按：麦冬有泄气通脉之功，人参有补益之力，五味而收敛之效，是以取效，或有加生地者，以其为使也）

同生地煎服，治衄血不止。（《保命集》）

同方治血虚。（《医方摘要》）

合黄连蜜丸，治咽喉生疮。（《普济方》）

同甘草、粳米、大枣、竹叶，治劳热欲绝。（**叶天士**）

同乌梅，治下痢口渴。

同黄连制为丸，治消渴。（《海上集验方》）

紫菀

（《本经》上品）隰草

别名

紫蒨、返魂草（**李时珍曰**：其根色紫而气宛，故名。斗门方谓之返魂草）。

产地形状

陕西、汉中及山东沂衮诸府皆有之，其生布地，其叶二四相连，开花有黄白紫色，结黑子，根甚柔细，取根入药。

气味

苦，温，无毒。

主治

咳逆上气，胸中寒热结气，去虫毒，痿蹶，安五脏。

（**叶天士曰**：心火刑肺金，则为咳逆上气，紫菀入心清火，所以主之，厥阴心包之经，主散寒热，结气者，厥阴有或寒或热之气结也。

虫毒者湿热之毒，化虫成蛊也。紫菀杀虫，所以主之。

痿蹶者，肺受湿热熏蒸，不能行清肃之令，脉厥而上，上实下虚，枢折胫纵，而生痿蹶也，此能清热降气，故主之。

心君也，心安，则五脏安矣）

按：紫菀为下气之品，主手太阴肺经血分，用在降气，凡上而不下者宜之。

学说

《**日华子**》曰：调中消痰，止渴，润肌肤，添骨髓。

宜忌

款冬为之使，恶天雄、瞿麦、藁本、雷丸、远志，畏茵陈。

用量

每服勿过三钱。

处方

同款冬加百部为末，乌梅调服，治久嗽。（紫菀、款冬一两，百部五钱为末，姜，乌梅煎汤调服，每三钱）（《**图经本草方**》）

专用煎服，治肺伤咳嗽。（《**卫生易简方**》）

同杏仁等分蜜丸，五味汤化服。治小儿咳嗽。（《**全幼心鉴**》）

专用为末，自妇人不小不得出，及便血症。（《**千金方**》）

款冬花

（《**本经**》中品）隰草

别名

颗冻（《**述征纪**》曰：洛水至岁寒时，款冬生于草冰之中，则颗冻之名以此，而后人讹为款冬尔）。

产地形状

生常山上党，而川蜀亦有之，高丽亦产不佳，叶似萆薢，十二月开花，黄青紫萼，初出如菊花萼，通直而肥，花叶均入药。

（**傅咸《款冬赋序》**曰：予曾登北山仲冬之月，冰凌盈谷，积雪被崖，顾见款冬，炜然华艳）

气味

辛，温，无毒。（**王好古**曰：纯阳，入手太阴经）

主治

咳逆上气，善喘，喉痹，诸惊痫，寒热邪气。

（**叶天士**曰：气温味辛，气味俱升，阳也。肺主气，气逆则火乘金，咳逆上气作喘矣，气主之者。以润肺而宣通，则肺金之令行，而气降矣。

喉痹者，火结于喉而闭塞也。诸惊痫寒热邪气者，皆肝木气逆水炎之症，款冬能平之，故邪气退）

按：款冬与紫菀，均主咳逆上气，而紫菀则入心，款冬则入肺，一则下气，一则宣通，一属阴，一属阳，故咳逆之症，二药并用为宜也。

宜忌

杏仁为之使，得紫菀良，恶皂荚、硝石、玄参，畏贝母、辛夷、麻黄、黄芪、黄连、连翘、青葙。

用量

有吸烟、丸服、末服等用法。煎剂可三四钱，应蜜炙。

处方

同百合等分蜜丸，名**百花丸**，治痰嗽带血者。（**《济生方》**）

同黄连细末敷口中疮（先以蛇床子汤漱口，再敷，立消）（**杨诚《经验方》**）

车前

别名

茺苡（音浮以）、牛舌（诗云采采茺苡，疏云此草生道边，故有车前当道诸名。幽州人谓之牛舌，至今土人犹谓之牛舌颗）。

产地形状

古言生真定平泽，然江湖淮汴等地均有之，至今河北犹多。春生苗，叶布地，如匙面，累年者中抽数茎作长穗，如鼠尾，结子如葶苈，赤黑色，子与草均入药。

性味

子甘，寒，无毒。

主治

气癃，止痛，利水道小便，除湿痹，久服轻身耐老。

（**叶天士曰**：气降味和阴也，膀胱者，州都之官，津液藏焉，气化则能出矣。

气癃者，下窍闭塞而为癃闭也，其主之官，寒能化热，甘能化气也。小便者，心火之去路也。火结于膀胱，则小便痛矣。

气寒能清火，故止痛也。饮入于胃，游溢精气，上输于脾，脾气散精，上归于肺，通调水道，下输膀胱，车前味甘能益脾，而脾气行，故利水道小便也，利水则湿下逐，故又除湿痹也，久服轻身耐老者，指有病者而言也。

人身有湿则身重，湿去则身轻，湿去脾健，脾主血，血充故耐老，不然滑泄之品，岂堪久服哉）

学说

《别录》曰：强阴益精，令人有子，明目，疗赤痛。

甄权曰：去肝中风热脑痛，泪出，厌丹石毒，去心胸烦热。

萧炳曰：养肝。

陆机曰：治妇人难入产。

按：车前为利小便要药，人尽知之矣，诗曰采采芣苢，可知令人有子也，盖人之精隧与尿道，上源分而下流合，其分歧之处，尿道开则精道闭，精道开则尿道闭，其开阖皆气为之耳，精道不滑，乃能有子。

尿道不闭，小便乃利，至王妇人难产亦此理也，利在下肢，故不伤气，妇人经闭者，用之亦效，则又于治难产同意也。

宜忌

常山为之使，得茯苓良，伏硫黄、五矾。

用量

末服可二三钱，煎服可七八钱。

处方

专用绢袋盛水煎，治石淋。（《肘后方》）

同木通、沉香、陈皮，少加升麻治气癃。

同二术、木瓜、石斛、萆薢、茯苓、五加皮，治湿痹。

同白芍、茯苓、扁豆、甘草，治水泄。

同生地、牛膝、天冬、麦冬、黄柏、五味、杞子、人参、白胶，治尿血及妇女血淋。

专用酒服二钱，治横产不出。（《子母秘录》）

同熟地，菟丝子为丸，名**驻景丸**，能补虚明目。

[附药]

车前草

甘寒无毒，主治金疮，止血，衄鼻，瘀血，血瘕，下血，小便赤，止烦，下气，除小虫。

菟丝子

别名

玉女（诗云，茑与女萝。毛苌云，女萝菟丝也。本草无女萝之名，而有玉女之名）。

产地形状

自古田野处处有之，以江南者为胜。夏生苗初如细丝，遍地不能自起，得他草梗，则缠绕而生。其根渐绝于地，而寄空中。结子如碎黍米粒，采子入药。

（**雷敩曰**：凡使勿用天碧草子，真相似，只是味酸涩，并黏也）

气味

辛，甘，平，无毒。

主治

续绝伤，补不足，益气力，肥健人。

按：经言为平补之药，而用之不效

陶弘景曰：宜丸不宜煮，或者入前剂无力欤。

按：此物无根，缠他梗而生，北方田野多生于豆陇，豆被缠而枯，盖吸夺他物之气，以生者也。

《**抱朴子**》言：菟丝之草，下有伏菟之根，生于松上。伏菟即茯苓也。然则吸取松柏之精，由茯苓之气而生，故为益气上品，后世不可得，乃取生于豆陇者，宜其无甚效力也。

宜忌

得酒良，薯蓣、松脂为之使。

用量

古方有单服者，为末二钱。

五味子

（《本经》上品）蔓草

别名

莶蒫（《尔雅》音池除）。

（**苏恭曰**：五味皮肉甘酸，核中辛苦，都有咸味，则五味具也）

产地形状

各省处处有之，大别分南北，南产者色红，北产者色黑，入滋补剂以北产为宜，春初生苗，引赤蔓于高木，叶尖圆似杏叶，开黄白花，类莲花状，七月成实，丛生茎端入豌豆大，生青熟红茶，入药蒸熟用。

气味

酸，温，无毒。

（**王好古曰**：味酸微苦咸，味厚气轻，阴中微阳，按：酸入肝，生气也）

主治

益气，咳逆上气，劳伤羸瘦，补不足，强阴，益男子精。

叶天士曰：气温禀天春升之木气，入足少阳胆经；味酸得地东方之木味，入足厥阴肝经；气升味降，阴也，益气者，益肝气也。

肝血虚而火炎乘肺，而咳逆上气矣。主之者，酸以收之也，肝气不足则不胜作劳，劳则伤其真气为劳伤。

肝木克脾则瘦，五味能滋肝，故治之。阴者，宗筋，肝主筋，故阴强也，精者，阴气之英华也，能生阴，故益男子精液。

学说

《别录》曰：养五脏，除热。

《日华子》曰：明目，暖水脏，壮筋骨，治风，消食止渴，除烦热。

李杲曰：生津治泻痢，补元气不足，收耗散之气，瞳子散大。

成无己曰：肺欲收，急食酸以收之，化酸补之，芍药五味之酸，以收逆气而安肺。

李杲曰：肺寒气逆，则宜此与干姜同用，又能收肺气，乃火热必用之药，故治嗽以之为君，但有外邪者，不可骤用，恐闭其邪气，必先发散而后用之乃良。

按：本等之文，首言益气，主咳逆上气，夫曰益气，或未必专指肺言，若咳逆上气，盖为肺病无疑。

王好古谓入手太阴血分，成无己谓其收肺气。李杲亦言入肺，唯叶天士则以味酸入肝为说，陈修园专以木气为言，且诋言入肺肾者为非，门户之见，致入聚讼。殊不必也，夫五脏皆在一身，五味之酸，非寻常可比，酸极而敛，能不敛肺乎。

至于酸味入肝，人尽知之。五味子之命名，实兼具五味，特酸味独胜耳，大抵酸敛之品，五脏皆受其收束，徒言入肺，与但言入肝胆，均失之偏矣，又酸收则涩，稍有邪气，乃新病有火者，皆不可用，用之之法，在妙于调变，入仲景八味丸用之补肾，乃归纳之法耳。

宜忌

苁蓉为之使，恶葳蕤，胜乌头，忌猪、鱼、蒜、醋。

用量

单服可至五钱。

处方

合栗壳、白饧炒为丸，名白饧丸，治久嗽肺胀。（《卫生家宝方》）

同黄芪、麦冬、黄柏，治夏月困乏少力。（《千金方》）

同姜炭饮，能引游浮之火，归于下焦。（叶氏）

专用加蜜熬膏服，治肾虚遗精。（《保寿堂方》）

同生地、丹皮、山萸、山药、泽泻、茯苓，名**都气丸**，治水虚火炎。（叶氏）

同吴茱萸为末，米汤下二钱，治五更肾泄。（**《本事方》**）

覆盆子

（《别录》上品）蔓草

别名

茥（《尔雅》：茥，覆盆子也）。（**李当之曰**：子似覆盆之形，故名之）

产地形状辨似

处处有之，用陕尤多，四月熟，状如覆盆，大如樱桃，色乌赤。苏颂以蓬蘽为苗，覆盆为子。陶弘景以蓬蘽为根，覆盆为子。苏恭以为一物。

李时珍曰：一类而二种也，覆盆以四五月熟，故谓之插田蔍，蓬蘽子以八九月熟，故谓之割田蔍。

按：《本经》有蓬蘽无覆盆，唯纲目乃并录之。今药市无蓬蘽，只有覆盆。

气味

甘，平，无毒。（按：其气香，故利气）。

主治

益气，轻身，令发不白。（取汁涂发）

学说

马志曰：补虚续绝，强阴健阳，悦泽肌肤，安和五脏，温中益气，疗劳损风虚，补肝明目。（并宜捣筛末服，可三钱）。

寇宗奭曰：益肾脏。（**甄权曰**：男子肾经虚竭，阴痿能令坚长，女子食之有子，与此说相同。盖经验之言）调二便，治肺气虚寒（取汁同蜜煎膏服）。

李士材曰：强肾无燥热之偏，固精无凝涩之害，金玉之品也。

宜忌

得酒蜜良，须为末或熬膏服，若煎汤，则劣。

用量

每为末服，可三钱。

处方

洗净为末，每日水服三钱，能补肝明目。

栝楼

（《本经》中品）（即栝楼）

别名

果蓏（按：《说文》木上曰果，地下曰蓏，蓏与蓏同。此为蔓生，附木，故得兼名。诗云果蓏之实，亦施于宇）。

李时珍曰：栝楼即果蓏二字音转也，后人又转为栝楼矣。炮炙论，以圆者为栝，长者为楼。盖分雌雄也。

按：《本经》只言栝楼，而仲景用实，用其所结之瓜也，后世言栝楼实，谓其仁也，曰糖栝楼，用其瓜之全者也。古者用根，后则取其根作粉，曰天花粉。

雷敩曰：凡使皮子茎根，其效各别。阳人服栝，阴人服楼。栝圆黄，皮厚蒂小，楼形长赤，皮蒂粗，而今则部分栝与楼矣。或者均一庐无圆者也。

产地形状

处处有之，以陕西所产，根入土深者为佳。

《**别录**》曰：生卤地者有毒。藤生状如土瓜，而叶有叉，花浅黄色，结实在花下，大如拳，生青熟赤黄色，形分正圆与长形两种，内有仁，扁如丝瓜子，兹分别于下。

糖栝楼。（此所结之瓜连皮及瓤仁全者）

气味

甘，寒，无毒。

主治

润肺燥，降火，治咳嗽，涤痰结，利咽喉，止消渴，利大肠，消痈肿疮毒。（《纲目》）。

学说

朱震亨曰：栝楼实治胸痹者，以其性味甘润，甘能补肺，润能降气，凡胸中有痰，乃肺受火逼，失其降下之令，令得甘缓润下之助，则痰自降，宜其为治嗽之要药也。且又能洗涤膈胸中垢腻郁热，为治消渴之圣药。

李时珍曰：张仲景治胸痹痛引心背、咳唾喘息，及结胸满痛，皆用栝楼实，乃取其甘寒，不犯胃气，能降上焦之火，使痰气下降也，成无己不知此意，乃云苦寒以泄热，盖不尝其味而随文传会尔。

按：《本经》之文，原为苦寒，盖指其根连皮而言，今取根去皮作粉亦不苦，然较之所结之糖栝楼为寒也。

〔附药〕

栝楼仁

主治

炒用，补虚劳，润心肝，治吐血，肠风，泻血赤白痢。（《日华子》）

按：糖栝楼能润肺燥而降火，栝楼仁能利胸膈之气而豁痰，所主不同，凡气虚者，楼仁不可重用也。

宜忌

枸杞为之使，恶干姜，畏牛膝、干漆，反乌头，得酒良。

用量

糖栝楼至少须三钱，至多可至二两，蒌仁最多可四钱。

处方

栝楼瓤去子，合茶汤及蜜蒸熟，饮之，治热嗽不止。（熟栝楼一个，去皮子，单用瓤，以浓茶汤一盏，蜜一盏，和匀，于饭上蒸之，至饭熟为度，每饮三四匙）（《摘玄方》）

熟栝楼一个，捣烂绞汁，合蜜等分，白矾一钱熬膏，合咽，治干咳无痰。（《简便方》）

楼仁炒熟，面糊丸，治胸痹痰嗽。（杜壬方）

大栝楼实一枚，切薤白半斤，半夏四两，以酒煮服，法胸中痹痛。（《金匮》方）

用全栝楼水煎洗头，治热病头痛。

栝楼皮、露蜂房同烧灰，以乌桕根、荆柴根、葱根煎汤，漱牙治牙痛。（危氏方）